Cuidados
padronizados em
DRENO
DE TÓRAX

Técnicas e manejo

Cuidados padronizados em

DRENO DE TÓRAX

Técnicas e manejo

Bruno José da Costa Medeiros
Fernando Luiz Westphal
Luiz Carlos de Lima

manole
editora

©2020 Editora Manole Ltda. por meio de contrato de coedição com o autor.

Logotipo: © Programa de Pós-graduação em Cirurgia da Universidade Federal do Amazonas.

EDITORA GESTORA: Sônia Midori Fujiyoshi
COORDENAÇÃO E PRODUÇÃO EDITORIAL: Visão Editorial
PROJETO GRÁFICO E DIAGRAMAÇÃO: Visão Editorial
REVISÃO DE TEXTO: Alessandra Sevilla
CAPA: Sopros Design
IMAGEM DA CAPA: iStock
FOTOS DO MIOLO: gentilmente cedidas pelos autores e empresas.

CIP-BRASIL. CATALOGAÇÃO NA PUBLICAÇÃO
SINDICATO NACIONAL DOS EDITORES DE LIVROS, RJ

M438c
   Medeiros, Bruno José da Costa
     Cuidados padronizados em dreno de tórax : técnicas e manejo / Bruno José da Costa Medeiros, Fernando Luiz Westphal, Luiz Carlos de Lima. - 1. ed. - Barueri [SP] : Manole, 2020.
     96 p. ; 23 cm.

     Inclui bibliografia
     ISBN 978-85-204-6128-0

     1. Tórax - Cirurgia. 2. Drenagem cirúrgica. I. Westphal, Fernando Luiz. II. Lima, Luiz Carlos de. III. Título.

19-60738   CDD: 617.54
                            CDU: 617.541

Meri Gleice Rodrigues de Souza - Bibliotecária CRB-7/64391

Todos os direitos reservados.
Nenhuma parte deste livro poderá ser reproduzida, por qualquer processo, sem a permissão expressa dos editores.
É proibida a reprodução por xerox.
A Editora Manole é filiada à ABDR – Associação Brasileira de Direitos Reprográficos.

1ª edição – 2020

Editora Manole Ltda.
Alameda América, 876 – Polo Empresarial – Tamboré
Santana de Parnaíba – SP – Brasil – CEP: 06543-315
Tel.: (11) 4196-6000
www.manole.com.br – atendimento.manole.com.br

Impresso no Brasil | *Printed in Brazil*

São de responsabilidade dos autores as informações contidas nesta obra.
Durante o processo de edição desta obra, foram tomados todos os cuidados para assegurar a publicação de informações precisas e de práticas geralmente aceitas. Do mesmo modo, foram empregados todos os esforços para garantir a autorização das imagens e fotos aqui reproduzidas. Caso algum autor ou detentor dos direitos autorais sinta-se prejudicado, favor entrar em contato com a Editora. Os autores e a Editora eximem-se da responsabilidade por quaisquer erros ou omissões ou por quaisquer consequências decorrentes da aplicação das informações presentes nesta obra.
É responsabilidade do profissional, com base em sua experiência e conhecimento, determinar a aplicabilidade das informações em cada situação.

PREFACE

It is a great pleasure to be asked for writing the preface of this book written by Bruno José da Costa Medeiros, Fernando Luiz Westphal and Luiz Carlos de Lima, renowned doctors from Manaus, Brazil.

First of all, congratulations for such an educational illustrative handbook for how to insert and manage a chest tube surgically. In fact, there are many methods to drain the chest, mostly are non-surgical and usually performed by non-surgical physicians. This book is written for the surgical method as shown in the Advanced Trauma Life Support (ATLS®) of the American College of Surgeons.

As we all know that, chest tube insertion is a life-saving procedure for the majority of cardiothoracic trauma patients, and it could be enough initial treatment in about 80% of the cases. Although it seems simple, and be performed in the trauma bay, in the emergency room, or even on the scene of the accident, by doctors from different specialties, with different experiences, mostly inexperienced doctors, it is not *without substantial risk. Such risks vary widely and could be fatal. Therefore, a strict and sound surgical technique is usually warranted.*

Due to the full presentation of chest tube care, this book will be a guide particularly to students, house officers and residents, and − why not − a refresher to the experienced surgeon too.

As usually quoted, "the surgeon who claims never to have experienced complications either is not operating much or is not to be believed". The author of this preface has seen so many complications of chest tube during the last 28 years since the beginning of his career in cardiothoracic surgery. I found also serious and fatal complications of chest tube insertion performed by well experienced and even consultant cardiothoracic surgeons. Only those well experienced surgeons and physicians can tell you that they have seen significant, serious or even fatal complications of chest tube insertion particularly in trauma patients. Therefore, learning correct technique and knowledge about the possible complications and how to deal with them are essential.

This necessitates the importance of such a guiding handbook in such a common and life-saving procedure so that complications could be decreased to the minimum.

I hope that, this book will render its useful goal to help and guide all those interested in inserting chest tube safely.

Moheb A. Rashid, MD, PhD
Editor in Chief
The Journal of Cardiothoracic Trauma
President and Founder of The World Society of Cardiothoracic Trauma

TRADUÇÃO LIVRE

Foi um grande prazer ser convidado para escrever o prefácio deste livro escrito por Bruno José da Costa Medeiros, Fernando Luiz Westphal e Luiz Carlos de Lima, renomados médicos de Manaus, Brasil.

Em primeiro lugar, parabenizo os autores por publicarem um manual ilustrativo e didático sobre como inserir e manejar cirurgicamente um tubo torácico. Na verdade, existem muitos métodos para drenar o tórax, em sua maioria não cirúrgicos e geralmente realizados por médicos clínicos. Este livro apresenta o método cirúrgico, conforme as diretrizes do Suporte Avançado de Vida no Trauma (ATLS®) do American College of Surgeons.

Como se sabe, a inserção do dreno torácico é um procedimento que salva a vida da maioria dos pacientes com traumatismo cardiotorácico e poderia ser considerado o único tratamento em cerca de 80% dos casos. Embora pareça simples e seja realizado na sala de trauma, no pronto-socorro ou, até mesmo, no local do acidente, por médicos de diversas especialidades, frequentemente em início de carreira, não é um procedimento sem riscos. Os riscos variam muito e podem ser fatais, o que torna indispensável aprender rigorosamente a técnica cirúrgica de forma segura.

Em virtude de abordar de maneira completa os cuidados em dreno de tórax, este livro é um guia consistente para estudantes, internos e residentes, e também é uma ótima referência de atualização para cirurgiões experientes.

Costuma-se dizer que o cirurgião que afirma nunca ter experimentado complicações não está operando muito – ou, então, não deve ser tão confiável. Eu, autor deste prefácio, já presenciei muitas complicações relacionadas à inserção de dreno torácico durante os últimos 28 anos, desde o início de minha carreira em cirurgia cardiotorácica. Encontrei também complicações sérias e fatais decorrentes de inserções de dreno torácico realizadas por cirurgiões cardiotorácicos bastante experientes. Somente cirurgiões e médicos experientes podem dizer que se depararam com complicações significativas, sérias ou até fatais decorrentes da inserção de dreno torácico, particularmente em pacientes com trauma. Portanto, é indispensável aprender a realizar perfeitamente a técnica cirúrgica e a lidar corretamente com as possíveis complicações do dreno de tórax.

Essa imprescindibilidade mostra a importância da publicação de um manual completo sobre um procedimento tão comum e salvador de vidas, visando a reduzir ao mínimo as suas complicações.

Espero que este livro seja útil para auxiliar e orientar todos os interessados em inserir o dreno torácico com segurança.

Moheb A. Rashid, MD, PhD
Editor chefe do The Journal of Cardiothoracic Trauma
Presidente e Fundador da World Society of Cardiothoracic Trauma

SUMÁRIO

Agradecimentos *11*

Capítulo 1. **Abordagem multiprofissional do paciente com dreno de tórax** *13*
    Antibioticoprofilaxia
    Técnica cirúrgica padronizada
    Cuidados de enfermagem
    Fisioterapia respiratória
    Consulta ambulatorial

Capítulo 2. **Anatomia torácica e fisiologia da respiração** *17*
    Caixa torácica e paquete vasculonervoso
    Músculos respiratórios
    Cavidades torácicas e movimentos respiratórios

Capítulo 3. **Sistema de drenagem** *21*
    Dreno de tórax
    Conector intermediário
    Tubo de extensão
    Frasco coletor
    Outros tipos de dreno de tórax

Capítulo 4. **Indicações e contraindicações da drenagem de tórax** *33*
    Hemotórax
    Quilotórax
    Derrame pleural em pacientes com pneumonia
    Derrame pleural neoplásico sintomático ou recidivante
    Empiema pleural
    Trauma torácico e fratura de arcos costais

Capítulo 5. **Técnica cirúrgica da drenagem de tórax** *41*
    Material usado
    Etapas do procedimento

Capítulo 6. **Mecanismo de funcionamento do sistema de drenagem** **47**
　　Lei de Boyle-Mariotte
　　Teorema de Stevin
　　Lei de Poiseuille
　　Otimização do sistema de drenagem

Capítulo 7. **Complicações relacionadas ao procedimento de drenagem fechada de tórax** **53**
　　Complicações relacionadas à drenagem de tórax
　　Complicações que podem ser evitadas com o uso de ultrassonografia

Capítulo 8. **Complicações do trauma torácico relacionadas à drenagem pleural** **57**
　　Infecção da ferida do dreno
　　Hemotórax coagulado ou hemotórax retido
　　Empiema pleural pós-traumático
　　Pneumonia em pacientes vítimas de trauma torácico

Capítulo 9. **Antibioticoprofilaxia** **61**

Capítulo 10. **Cuidados de enfermagem** **65**
　　Antes do procedimento
　　Durante o procedimento
　　Após o procedimento

Capítulo 11. **Fisioterapia respiratória e dreno torácico** **71**
　　Contraindicações da fisioterapia e precauções
　　Dispositivos para fisioterapia
　　Traumas torácicos e encaminhamento à fisioterapia

Capítulo 12. **Critérios de retirada do dreno torácico** **77**
　　Material usado
　　Técnica de retirada

Capítulo 13. **Analgesia multimodal** **81**
　　Anti-inflamatórios não esteroides (AINE) inibidores da ciclooxigenase (COX 1 e 2)
　　Dipirona e acetaminofeno
　　Opiáceos
　　Anestésicos locais

Capítulo 14. **Informações ao paciente** **85**
　　Para que é necessária a drenagem de tórax?
　　Riscos da drenagem de tórax
　　Preparo para a cirurgia
　　O que acontece quando o paciente está com o dreno?
　　O que fazer na hora da retirada do dreno?

Capítulo 15. **Informações para casa** **89**
　　Informações gerais
　　Cuidados com a ferida
　　Retorno ao hospital de origem

Referências **91**

AGRADECIMENTOS

A Deus, em primeiro lugar, por tudo o que representa em nossas vidas.

À minha esposa, parceira de todas as horas, Núbia Maria, com muito amor.

Aos meus filhos, José, Thiago e Izabel, com muito carinho.

Aos meus pais, José Garcia e Marina Medeiros (*in memoriam*), pelo incentivo ao estudo que sempre me deram.

Ao meu orientador no Mestrado Profissional em Cirurgia da Universidade Federal do Amazonas (Ufam), Prof. Dr. Fernando Luiz Westphal, e ao meu coorientador Prof. Dr. Luiz Carlos de Lima, por ajudar a escrever e revisar esta obra.

À American Thoracic Society (ATS), pela permissão da tradução e adaptação para a língua portuguesa do informativo Patient Information Series© – Chest Tube Thoracostomy.

À Universidade Federal do Amazonas (Ufam).

Ao Programa de Pós-graduação em Cirurgia (PPGRACI) da Ufam.

Aos pacientes.

Bruno José da Costa Medeiros

1 · ABORDAGEM MULTIPROFISSIONAL DO PACIENTE COM DRENO DE TÓRAX

No Brasil, o trauma é considerado uma das doenças que mais matam por ano. Em 2016, o Ministério da Saúde publicou um total de 155.861 óbitos por causas externas. Só na Região Norte, foram 15.078 óbitos, 2.821 no estado do Amazonas (Brasil, 2016).

Essa alta mortalidade reflete um alto número de internações hospitalares de vítimas de trauma, o que torna essencial a implementação de métodos que avaliam e melhoram a abordagem multidisciplinar desses pacientes (WHO, 2009).

Nos últimos anos, discutiu-se sobre programas de melhoria de qualidade de atendimento. Batalden e Davidoff descreveram esses programas como:

> esforços combinados e incessantes de todos, profissionais de saúde, pacientes, seus familiares, pesquisadores, financiadores, educadores, para fazer mudanças que levarão a melhores resultados para os pacientes (saúde), melhor *performance* do sistema de saúde (cuidados) e melhor desenvolvimento profissional (aprendizado) (Batalden e Davidoff, 2007).

Os cuidados padronizados em dreno torácico é um exemplo de programa de melhoria de qualidade em trauma baseado em abordagem multidisciplinar para solução de problemas (WHO, 2009).

O paciente vítima de trauma torácico e que necessita ser submetido à drenagem fechada de tórax é atendido por uma equipe multidisciplinar composta por cirurgiões, enfermeiros, técnicos em enfermagem e fisioterapeutas.

Ao longo dos próximos capítulos, serão abordados os principais cuidados com pacientes submetidos à drenagem fechada de tórax, visando a uma recuperação mais eficiente da saúde (Figura 1).

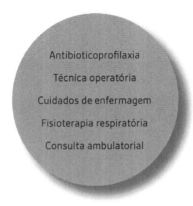

FIGURA 1. Principais cuidados com pacientes submetidos à drenagem de tórax.

ANTIBIOTICOPROFILAXIA

Tão logo o paciente seja diagnosticado com indicação para drenagem pleural, são administrados 2 g de cefazolina por via endovenosa (EV), em dose única, como medida profilática para a inserção do dreno torácico (Bosman et al., 2012).

TÉCNICA CIRÚRGICA PADRONIZADA

A técnica cirúrgica adotada é a preconizada pelo Suporte Avançado de Vida no Trauma (ATLS®), amplamente conhecida por cirurgiões do mundo inteiro (ACS, 2018). O paciente deve ser drenado tão logo seja identificada essa necessidade.

Ao chegar à unidade hospitalar, o paciente é acolhido por funcionários da portaria e encaminhado para o setor de Classificação de Risco, onde, geralmente, segundo a apresentação usual da doença, os sinais vitais, a queixa principal e os sinais de alerta, ele é classificado em: *vermelho* (prioridade zero), em que o atendimento se dá imediatamente; *laranja* (situações muito urgentes), em que o atendimento deve ser realizado em até 10 minutos; *amarelo* (condições urgentes), em que o atendimento deve ser realizado em menos de 60 minutos; *verde* (consulta de urgência menor, situações controladas), com atendimento em até 120 minutos; e *azul* (condições não urgentes), em que o atendimento deve ser em até 240 minutos. Os pacientes vítimas de trauma cardiotorácico geralmente são classificados como vermelho e logo são encaminhados à sala de politrauma ou à sala vermelha (Amthauer e Cunha, 2016; Anziliero et al., 2016).

O procedimento é realizado seguindo todas as normas de paramentação, com uso de avental estéril, luvas estéreis, antissepsia cirúrgica das mãos, máscara, gorro e óculos (Anvisa, 2017). Essas medidas são importantes para a prevenção de infecção do sítio operatório e a proteção do profissional.

CUIDADOS DE ENFERMAGEM

Os pacientes submetidos à drenagem pleural são preferencialmente internados em apartamentos ou enfermarias. Setores como politrauma e observação cirúrgica são locais em que há grande número de pessoas circulando, o que pode propiciar aumento da contaminação e subsequente infecção desses pacientes. Na enfermaria, eles ficam aos cuidados da equipe de enfermagem, responsável pela troca de curativos, pela aferição dos débitos do dreno, pela troca de selo d'água e pelo acompanhamento da evolução do paciente (Coren, 2013).

FISIOTERAPIA RESPIRATÓRIA

A fisioterapia respiratória é uma grande aliada na prevenção e no tratamento das complicações em pacientes com dreno de tórax. Ela ajuda a aumentar as pressões pleurais e a força muscular respiratória, o que facilita o esvaziamento das coleções anômalas e melhora a dor e os parâmetros respiratórios, como pressão arterial parcial de oxigênio (PaO_2), saturação arterial da hemoglobina pelo oxigênio (SaO_2) e pressão parcial de gás carbônico ($PaCO_2$).

A fisioterapia respiratória, quando realizada 2 vezes/dia, pode diminuir em 79% a chance de hemotórax retido, em comparação com aqueles que não tiveram tal intervenção (Abreu et al., 2015).

CONSULTA AMBULATORIAL

Quando os pacientes internados nas unidades hospitalares recebem alta, eles devem levar um encaminhamento para a consulta de retorno ambulatorial. As consultas de retorno são importantes para reavaliar o paciente, principalmente em busca de complicações que possam surgir quando ele estiver em casa — por exemplo, infecções do sítio operatório, que podem surgir até 30 dias após o procedimento cirúrgico (Townsend, 2014).

2 · ANATOMIA TORÁCICA E FISIOLOGIA DA RESPIRAÇÃO

CAIXA TORÁCICA E PAQUETE VASCULONERVOSO

O tórax é um segmento do corpo que abriga órgãos vitais, como coração, pulmões, esôfago, medula espinal, grandes vasos, traqueia e brônquios (Drake et al., 2015).

Esses órgãos são protegidos por uma armadura óssea composta por 12 pares de costelas, acopladas posteriormente às vertebras torácicas e anteriormente ao esterno por meio das cartilagens (Figura 2).

Embaixo de cada costela, há o paquete vasculonervoso, que compreende a veia, a artéria e o nervo intercostais, que se situam imediatamente na borda inferior. Esses parâmetros anatômicos são bem conhecidos pelos médicos e cirurgiões, pois norteiam o local adequado em que a drenagem de tórax tem de ser realizada, a fim de evitar lesões a essas estruturas (Figura 3).

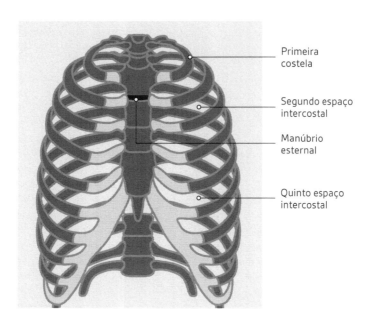

FIGURA 2. Caixa torácica.

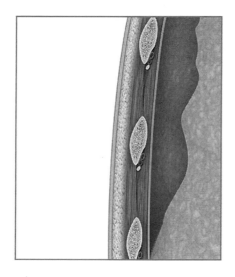

FIGURA 3. Localização do paquete vasculonervoso.
Crédito: Angelo Shuman

MÚSCULOS RESPIRATÓRIOS

Para entender a fisiologia da respiração, é necessário conhecer os músculos que executam essa importante função, que são divididos em músculos primários, secundários e terciários da respiração (Gardner et al., 1988) (Tabela 1).

TABELA 1 Músculos da respiração.

Classificação	Músculos
Músculos primários	Diafragma Intercostais
Músculos secundários	Esternocleidomastóideo Serrátil posterior Levantadores da costela
Músculos terciários	Peitoral maior e menor Trapézio Grande dorsal

Fonte: adaptada de Gardner et al., 1988.

Os músculos intercostais que, junto com o diafragma, compõem os primários, são 4: intercostal externo, intercostal interno, intercostal íntimo e subcostal.

CAVIDADES TORÁCICAS E MOVIMENTOS RESPIRATÓRIOS

No tórax, há 3 espaços importantes: a cavidade pleural, o saco pericárdico e o mediastino.

A cavidade pleural é um espaço virtual compreendido entre as pleuras parietal e visceral e que contém uma pequena quantidade de fluido fisiológico, o qual permite o deslizamento dos pulmões durante os movimentos de inspiração e expiração. A pleura parietal é ricamente inervada, já a visceral é insensitiva.

As cavidades pleurais direita e esquerda não são comunicadas entre si. Elas têm gradiente pressórico negativo tanto na inspiração quanto na expiração, o que permite que os alvéolos estejam sempre abertos. A pressão pleural é sempre menor (Tabela 2) (Guyton e Hall, 2017).

TABELA 2 Pressões pleural e alveolar.

	Pressão pleural	Pressão alveolar
Inspiração	− 8 mmHg	− 3 mmHg
Expiração	− 2 mmHg	+ 3 mmHg

Fonte: adaptada de Guyton e Hall, 2017.

Essa característica fisiológica da cavidade pleural evita o colapso dos alvéolos pulmonares e permite as trocas gasosas durante todo o movimento de respiração.

O mecanismo ventilatório é bem conhecido e remonta à lei física de Boyle: a uma temperatura constante, o volume de uma massa de gás é inversamente proporcional à pressão (West, 1999) (Figura 4).

$$\frac{P_1 \cdot V_1}{T_1} = \frac{P_2 \cdot V_2}{T_2}$$

FIGURA 4.   Lei de Boyle. P: pressão; V: volume; T: temperatura.
Fonte: West, 1999.

Na inspiração, o volume da caixa torácica aumenta em função do abaixamento do diafragma e da elevação das costelas; nesse momento, a pressão pleural, inversamente proporcional, diminui, tornando-se menor do que a pressão atmosférica, de modo que o ar rico em oxigênio entra pelas vias aéreas em direção aos pulmões.

Na expiração, o volume da caixa torácica diminui pela elevação do diafragma e pelo abaixamento dos arcos costais; a pressão pleural, inversamente proporcional, aumenta, torna-se maior do que a atmosférica e, dessa forma, o ar rico em gás carbônico sai dos pulmões para o meio externo.

Esses princípios também são observados no funcionamento do sistema de drenagem, como será visto mais adiante.

# 3 · SISTEMA DE DRENAGEM

O sistema de drenagem é o dispositivo usado para a retirada de coleções anômalas da cavidade pleural. É composto pelos seguintes itens: dreno de tórax, conector intermediário, tubo de extensão e frasco coletor.

DRENO DE TÓRAX

O dreno de tórax deve ser tubular, multifenestrado no terço distal (para facilitar a drenagem e dificultar a obstrução), siliconizado (para dificultar a aderência de coágulos), de material transparente e da mesma espessura do restante do sistema.

Pode ter de 6 a 26 French (Fr) (2 a 6 mm de diâmetro interno) para uso pediátrico ou de 20 a 40 Fr (5 a 11 mm) para adultos – o mais comumente usado em caso de hemotórax é o de 28 a 32 Fr (ACS, 2018). Um French equivale a 1/3 de 1 mm; dessa forma, 9 Fr equivalem a 3 mm. Drenos considerados de fino calibre são de 14 Fr para baixo; já os de grosso calibre têm acima de 14 Fr (Mahmood e Wahidi, 2013).

É marcado com linha de material radiopaco que percorre o dreno em sua extensão, interrompido pela última fenestração, o que permite observar a posição do dreno e averiguar se a última fenestração está dentro da cavidade pleural ou na parede torácica (Figura 5).

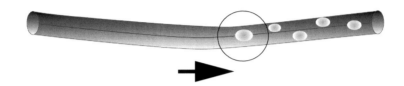

FIGURA 5. Dreno de tórax.

CONECTOR INTERMEDIÁRIO

O conector intermediário está localizado entre o dreno e o tubo de extensão e geralmente é produzido de material transparente e com calibre compatível com o restante do sistema. Conectores com calibre muito reduzido podem ser obstruídos facilmente por coágulos, fibrina ou pus. Conectores para dreno de adulto geralmente têm calibre único; outros conectores são graduados e devem ser cortados para encaixe perfeito ao tamanho do dreno (Figura 6), como será visto a seguir.

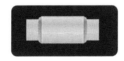

FIGURA 6. Conector para drenos de adulto.

TUBO DE EXTENSÃO

O tudo de extensão é de material plástico e transparente ou de silicone e liga o dreno ao frasco coletor. O comprimento deve ser suficiente para permitir a mudança de decúbito do paciente, mas não pode ser muito extenso, pois dificulta a saída das coleções anômalas da cavidade pleural.

Tem um lacre, que permite fechar o tubo na hora de despejar o conteúdo coletado. *Não se deve fechar o lacre durante o transporte*, sobretudo se o paciente apresentar escape aéreo. Seu fechamento é orientado apenas por frações de segundos, quando o frasco coletor porventura passar em nível acima do paciente (Zisis, 2015).

FRASCO COLETOR

De plástico transparente, o frasco coletor é graduado para permitir as aferições da quantidade de líquido drenado. No seu interior, um tubo rígido deve ser mergulhado em 2 cm de soro fisiológico para produzir o selo d'água e fazer uma válvula unidirecional que permita a saída apenas de secreções e de ar e impeça o retorno ao interior do tórax (Figura 7).

Quanto maior a porção do tubo rígido mergulhada em selo d'água, maior será a pressão que o tórax deverá fazer para drenar as coleções anômalas.

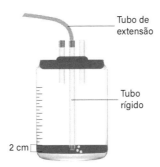

FIGURA 7. Frasco coletor.

Na Figura 7, nota-se que o frasco coletor tem 2 respiros, mas podem ser encontrados frascos com apenas 1. Observa-se também que o tubo de extensão está conectado ao tubo rígido, que sempre deve estar submerso em 2 cm de soro fisiológico (selo d'água de 2 cm).

No exemplo a seguir, será demonstrada uma maneira errada de se conectar um frasco coletor ao tubo de extensão: o tubo de extensão não está conectado ao tubo rígido. Nesse caso, não existe a válvula unidirecional, e todo o ar contido no frasco coletor poderá ser aspirado de volta ao tórax do paciente, ocasionando um pneumotórax (Figura 8).

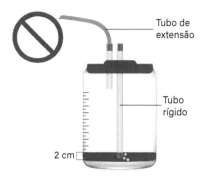

FIGURA 8. Frasco coletor acoplado de maneira errada.

A Figura 9 mostra o sistema de drenagem completo e montado com frasco coletor, tubo de extensão, lacre e conector.

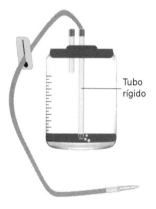

FIGURA 9. Sistema de drenagem.

Como citado anteriormente, os conectores graduados devem ser cortados na espessura exata do dreno em que vai ser encaixado.

Drenos estreitos, como o de 20 Fr, podem ser encaixados diretamente, mas em drenos de 28 a 32 Fr o conector deve ser cortado, como mostrado nas Figuras 10 e 11.

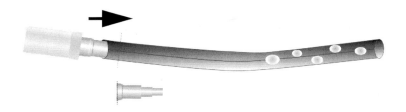

FIGURA 10. Conector graduado cortado de acordo com o dreno.

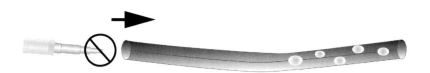

FIGURA 11. Conector graduado: modo errado de encaixe.

OUTROS TIPOS DE DRENO DE TÓRAX

O dreno anteriormente ilustrado é o tipo mais comum e largamente encontrado nos hospitais de trauma do Brasil. É o dreno ideal para drenagem fechada de tórax por dissecação romba — e é também a técnica adotada como padrão pelos autores deste livro.

Outros tipos de dreno torácico podem ser encontrados e são classificados de acordo com o método de inserção (Mahmood e Wahidi, 2013).

Técnica de Seldinger

Na técnica de Seldinger, os drenos são posicionados com a ajuda de um fio-guia, em uma técnica muito semelhante ao acesso venoso central.

A técnica operatória inclui:
- antissepsia e assepsia;
- anestesia local;
- punção da cavidade pleural com agulha e aspiração de fluido ou ar;
- passagem de fio-guia e retirada da agulha;
- passagem e retirada do dilatador;
- passagem do dreno acoplado a um estilete-guia através do fio-guia.

As vantagens da técnica de Seldinger são menos dor e menores incisões, ao passo que as desvantagens se restringem à impossibilidade de palpar a cavidade pleural e à dificuldade para conduzir o dreno em determinada direção.

Os drenos usados na técnica de Seldinger podem ser o dreno de silicone com calibres menores e o dreno *pig-tail* (Hussein et al., 2017) (Figura 12).

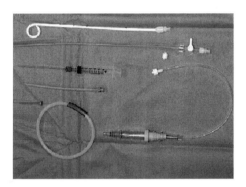

FIGURA 12. Dreno *pig-tail*, fio-guia, dilatador e agulha para punção.
Fonte: Emergency Physicians Monthly, 2018.

Sistema de drenagem digital

A drenagem digital é um sistema de drenagem conectado à rede *wi-fi*, o que permite aferições em tempo real da quantidade de ar que escapa da cavidade pleural (Figura 13).

Esse sistema de detecção de escape de ar é muito sensível, capaz de detectar o escape aéreo em mL/min. Até então, a aferição de escape aéreo era subjetiva e dependia da experiência do profissional (Rathinam et al., 2011).

Recentemente, os sistemas de drenagem digital começaram a ser utilizados em pós-operatório de cirurgia torácica. São compostos por câmara única, sem selo d'água e associados a uma bomba de sucção interna; eles têm sido aprimorados com o objetivo de fazer aferições mais precisas e, ainda, dar mobilidade aos pacientes que estão em pós-operatório, pois os sistemas não são conectados à rede de vácuo do hospital (Cho et al., 2016).

Alguns autores têm descrito outras vantagens, como a diminuição do tempo de internação e do tempo de drenagem por permitir uma aferição precisa (Cho et al., 2016).

Em crianças, os resultados são semelhantes, com o parâmetro para retirada do dreno com escape aéreo menor que 10 mL/min, valor um pouco mais reduzido, quando comparado ao indicado para adultos: 30 mL/min (Costa Junior et al., 2016).

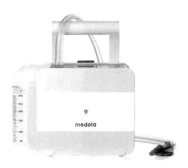

FIGURA 13. Sistema de drenagem digital.
Fonte: Chavez, 2018, com autorização.

Sistema de drenagem com aspiração contínua

O uso da drenagem com aspiração contínua é motivo de grande debate entre autores da cirurgia torácica (Cho et al., 2016).

É indicado em casos sem expansão pulmonar completa, quando há grandes fístulas broncopleurais e dificuldades para expansão pulmonar. Quando se usa a aspiração, é aplicada uma pressão negativa ao sistema de drenagem que anula a pressão atmosférica e facilita a drenagem (Cipriano e Dessote, 2011).

O sistema de aspiração pode ser realizado com 2 e 3 frascos, e com tubo regulador de vácuo (Zisis et al., 2015).

A pressão do sistema corresponde ao comprimento do tubo rígido que está mergulhado em selo d'água — se o tubo estiver mergulhado em 15 cm de solução salina, a pressão será de -15 cmH_2O.

Para crianças, recomenda-se uma pressão de -10 a -20 cmH_2O; e para adultos, de -20 a -30 cmH_2O (Cipriano e Dessote, 2011).

Sistema de aspiração com 2 frascos

No sistema de aspiração com 2 frascos, o frasco que funciona como coletor é mergulhado em 2 cm de solução salina (selo d'água de 2 cm); o outro frasco funciona como regulador de vácuo e deve ser mergulhado em selo d'água de 10 a 30 cm, conforme a necessidade (Figura 14).

Sistema de aspiração com regulador de vácuo

No sistema de aspiração com regulador de vácuo, o tubo regulador de vácuo substitui o segundo frasco. O tubo rígido no interior do regulador é mergulhado em 10 a 30 cm de solução salina, conforme a necessidade (Figura 15).

Sistema de aspiração com 3 frascos

O sistema de aspiração com 3 frascos foi proposto em 1967 por Dekanel. O primeiro frasco serve como frasco coletor de secreções líquidas; o segundo frasco tem o objetivo de funcionar como selo d'água, ou seja, válvula unidirecional que permite a saída de gases e impede a reentrada na cavidade pleural; e o terceiro frasco funciona como frasco regulador de fluxo (Zisis et al., 2015) (Figura 16).

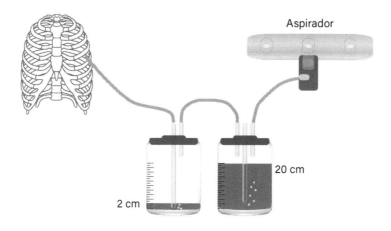

FIGURA 14. Sistema de aspiração com 2 frascos.

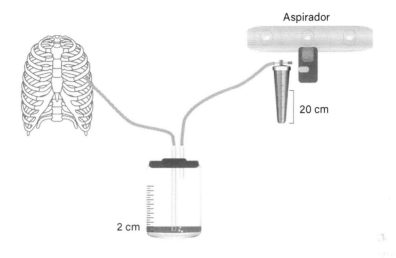

FIGURA 15. Sistema de aspiração com regulador de vácuo.

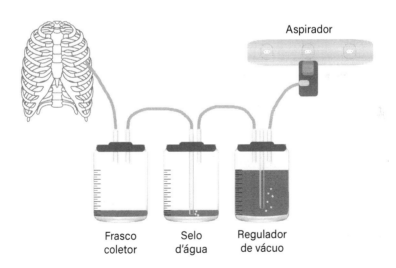

FIGURA 16. Sistema de aspiração com 3 frascos.

Com o intuito de otimizar o uso do sistema com 3 frascos coletores, foi criado o sistema industrializado combinado, que combina os 3 frascos em um único aparelho, tornando o processo mais efetivo e de fácil manuseio (Cipriano e Dessote, 2011) (Figura 17).

Esse aparelho é composto por 3 câmaras para coletar secreções ligadas ao dreno do paciente, 1 câmara que funciona como selo d'água, mergulhada em 2 cm de solução salina; 1 câmara que funciona como regulador de vácuo, mergulhada em 10 a 30 cm de solução salina, conforme a necessidade; e a 3ª câmara que serve para coletar a secreção que vem do paciente.

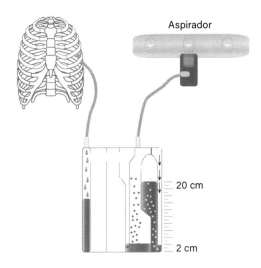

FIGURA 17. Sistema de aspiração industrializado combinado.

Sistema de drenagem pleural balanceada

Os pacientes submetidos à pneumonectomia e que apresentam empiema pleural podem evoluir, no pós-operatório, com fístula broncopleural ou empiema ou a combinação dos 2.

A drenagem pleural balanceada é indicada em pós-operatório de pneumonectomia para lidar com esses 2 tipos de complicações (Miller et al., 1975).

O uso da drenagem balanceada tende a prevenir a ocorrência de hemotórax coagulado e permitir o fechamento de pequenas fístulas broncopleurais, mas a sua vantagem formal é permitir o ajuste da pressão pleural durante a mudança de posição do mediastino em direção ao lado da pneumonectomia (Pecora, 1973).

Com o deslocamento do mediastino para o lado da cirurgia, existe grande preocupação com a repercussão hemodinâmica do paciente. Todavia, com o uso da drenagem balanceada, não foi observado nenhum efeito sobre a pressão arterial, a frequência cardíaca, a respiração e a pressão venosa central (Pecora, 1973).

Nesse sistema, antes do término da cirurgia, o paciente é drenado com 2 drenos torácicos, um anterior e outro posterior, posicionados na cavidade pleural. Esses drenos são conectados a um sistema de 3 frascos coletores. O primeiro frasco serve como coletor de secreções oriundas da cavidade pleural. O segundo frasco está em selo d'água de 1 cm (frasco regulador positivo); dessa forma, qualquer pressão na cavidade pleural maior que 1 cmH$_2$O será removida. Já o terceiro frasco está mergulhado em 10 a 15 cm de solução salina (frasco regulador negativo) e nenhuma pressão negativa maior que −10 a −15 cmH$_2$O em relação à pressão atmosférica irá ocasionar entrada de ar na cavidade pleural (Pecora, 1973) (Figura 18).

Desse modo, a pressão pleural permanece em torno de −6 cmH$_2$O, presumida como sendo normal (Guyton e Hall, 2017).

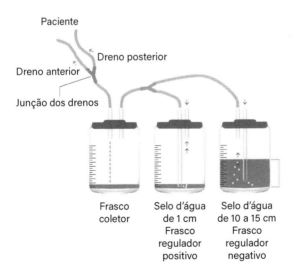

FIGURA 18. Drenagem pleural balanceada.

A exemplo da drenagem com 3 frascos, a drenagem balanceada também é composta por um sistema industrializado combinado para dar maior comodidade e autonomia para o paciente (Figura 19).

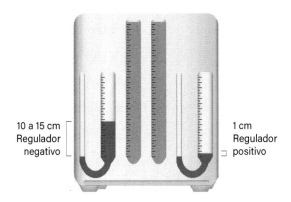

FIGURA 19. Drenagem pleural balanceada industrializada.

4 · INDICAÇÕES E CONTRAINDICAÇÕES DA DRENAGEM DE TÓRAX

A drenagem fechada de tórax é indicada quando são encontradas coleções anômalas de gás ou líquido na cavidade pleural (Figura 20).

Essas indicações serão detalhadas a seguir.

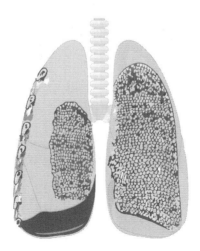

FIGURA 20. Hemopneumotórax à direita.

HEMOTÓRAX

É a presença de sangue na cavidade pleural. Suas principais causas são traumas torácicos aberto ou fechado. Nesses casos pós-trauma, não há dúvida de que a coleção anômala seja um hemotórax; no entanto, quando o paciente está internado em enfermarias por outras causas e apresenta um derrame pleural, pode haver dúvida diante de um derrame pleural hemorrágico, se este é um hemotórax ou apenas líquido hemorrágico.

Se o líquido hemorrágico for suspeito de hemotórax, pode-se analisar o hematócrito do líquido pleural; e se este for maior que 50% do hematócrito do sangue, sugere-se hemotórax (Na, 2014).

Outras causas de hemotórax são:
- iatrogênica, por perfurações de veias centrais ou da aorta durante a instalação de cateteres ou arteriografia, respectivamente;
- após toracocentese ou biópsias pulmonar e pleural;
- complicação de anticoagulação na embolia pulmonar;
- em associação ao pneumotórax espontâneo;
- rupturas de aneurismas de aorta torácica ou do ducto arterioso patente;
- hemotórax catamenial, condição bastante rara associada a 2 condições concomitantes, que são a endometriose pélvica e a comunicação anômala das cavidades pleural e abdominal ou endometriose pleural;
- fístula arteriovenosa da aorta;
- telangiectasias hemorrágicas hereditárias.

Hemotórax grande o suficiente para ser detectado à radiografia é mais bem tratado com drenagem torácica, utilizando-se drenos calibrosos de 28 a 32 Fr; dessa forma, há evacuação do sangue, melhor monitoração das perdas sanguíneas e diminuição do risco de hemotórax retido (ACS, 2018).

Drenagem de 1.500 mL logo após a inserção do dreno ou de 200 a 300 mL por hora nas 2 a 3 horas seguintes, associada à instabilidade hemodinâmica, é indicativa de toracotomia de emergência (ACS, 2018).

Esse sangue coletado no frasco deve ser considerado para autotransfusão, sobretudo em locais que não haja banco de sangue disponível, como longe dos grandes centros urbanos (Gusmão et al., 2014).

QUILOTÓRAX

O quilotórax é o derrame pleural com altos níveis de lipídios. Têm aspecto leitoso em pacientes com dieta rica em gorduras e aspecto sero-hemorrágico em pacientes em jejum e com dieta pobre em gordura.

No quilotórax, são encontrados níveis altos de proteínas, pH elevado, níveis de triglicérides acima de 110 mg/dL e/ou presenças de quilomícrons. Estes dois últimos, quando presentes na análise do líquido pleural, confirmam o diagnóstico (Doerr et al., 2001) (Tabela 3).

TABELA 3 Critérios para o diagnóstico de quilotórax.

Achado	Conduta
Presença de quilomícrons	Confirma o diagnóstico
Triglicérides > 110 mg/dL	Confirma o diagnóstico
Triglicérides entre 50 e 110 mg/dL	Solicitar análise de quilomícrons
Triglicérides < 50 mg/dL	Exclui o diagnóstico

Fonte: Doerr et al., 2001.

A principal causa de quilotórax é a ruptura traumática do ducto torácico com comunicação com a cavidade pleural. Causas não traumáticas também são relatadas, como em pacientes com linfoma, tuberculose, micoses e sarcoidose.

DERRAME PLEURAL EM PACIENTES COM PNEUMONIA

Os pacientes com pneumonia podem desenvolver derrame pleural parapneumônico não complicado, que ocorre nas primeiras 48 a 72 horas do início do quadro. Há extravasamento de líquido para o espaço pleural e invasão de bactérias, mas que são rapidamente fagocitadas. Nesses casos, são suficientes apenas o antibiótico para tratar a pneumonia e a toracocentese terapêutica.

Já o derrame pleural parapneumônico complicado necessita ser submetido à drenagem pleural fechada; ele ocorre por persistência ou por tratamento ausente ou inadequado da pneumonia (Light, 2006).

O pH é o primeiro item a ser alterado em casos de derrame parapneumônico complicado e deve ser aferido por aparelhos de gasometria (Light, 2006) (Tabela 4).

TABELA 4 Diferenças entre derrame pleural não complicado e complicado.

Parâmetro	Derrame não complicado	Derrame complicado
pH	≥ 7,20	< 7,20
Desidrogenase lática (DHL)	≤ 500 u/L	≥ 1.000 u/L
Glicemia	≥ 60 mg/dL	< 60 mg/dL
Células	Polimorfonucleares	Polimorfonucleares
Bactéria	Ausente	Presente

Fonte: Light, 2006.
Nota: se a DHL for de 501 a 999, o resultado é considerado inconclusivo.

DERRAME PLEURAL NEOPLÁSICO SINTOMÁTICO OU RECIDIVANTE

O câncer de pulmão é a neoplasia que mais cursa com derrame pleural, geralmente sero-hemorrágico ou hemorrágico e com presença de mais de 500 mL de líquido na cavidade. Está indicada a drenagem pleural somente se houver necessidade de realizar a pleurodese, procedimento que pode controlar a maior parte dos derrames paraneoplásicos.

EMPIEMA PLEURAL

Empiema pleural é a presença de pus na cavidade pleural. Na maioria das vezes, está associado à pneumonia bacteriana, mas pode ocorrer em função de abscesso pulmonar, pielonefrite, mediastinite, perfuração esofágica, embolia pulmonar séptica, em pós-operatório de cirurgia de esôfago, toracocentese, ressecções pulmonares e trauma.

TRAUMA TORÁCICO E FRATURA DE ARCOS COSTAIS

Neste item, serão explicitadas algumas das seguintes situações em que está indicado o dreno de tórax: doente *in extremis* ou em parada cardiorrespiratória (PCR); pneumotórax espontâneo e pneumotórax (Figura 21); pneumotórax hipertensivo; trauma torácico com pneumotórax, hemotórax ou hemopneumotórax (Figura 22); e pós-procedimento cirúrgico no tórax com abertura da cavidade pleural (Figura 23).

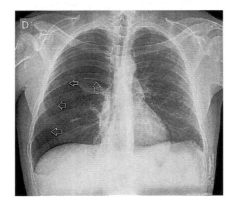

FIGURA 21. Pneumotórax à direita (setas).
Fonte: acervo pessoal do dr. Bruno J. C. Medeiros.

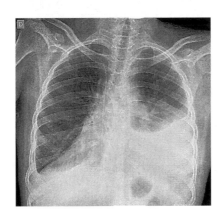

FIGURA 22. Hemotórax à esquerda e atelectasia à direita.
Fonte: acervo pessoal do dr. Bruno J. C. Medeiros.

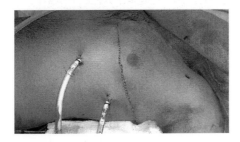

FIGURA 23. Drenagem fechada secundária.
Fonte: acervo pessoal do dr. Bruno J. C. Medeiros.

Drenagem profilática deve ser considerada em pacientes com trauma torácico e fratura de arcos costais que serão submetidos à ventilação mecânica com pressão positiva, sobretudo se o paciente tiver enfisema subcutâneo; nesses casos, o mesmo lado da lesão deve ser drenado com objetivo de evitar pneumotórax hipertensivo (ACS, 2018).

Os pneumotórax e hemotórax traumáticos, seja por trauma torácico fechado ou por ferimentos de arma branca ou de fogo, são sempre drenados. Em casos simples, há tempo hábil para realizar exames de imagem, como radiografia de tórax ou tomografia computadorizada, mas, em caso de hemotórax maciço ou pneumotórax hipertensivo, o diagnóstico é feito na sala de emergência com exame clínico, conforme orienta o American College of Surgeons (ACS).

Pneumotórax espontâneos ou por barotrauma em pacientes submetidos à ventilação mecânica devem ser drenados tão logo seja feito o diagnóstico, em função de estarem submetidos à pressão expiratória final positiva (PEEP) e apresentarem risco de desenvolver pneumotórax hipertensivo (Margarido, 1999).

Pneumotórax pequenos, espontâneos ou traumáticos, que ocupam até 1/3 do hemitórax podem ser tratados conservadoramente ou por aspiração. Contudo, essa decisão deve ser tomada por um cirurgião experiente e o paciente deve ser rigorosamente observado; do contrário, o paciente será mais bem tratado com uma drenagem torácica (ACS, 2018). Essa conduta deve-se ao fato de que qualquer pneumotórax pode rapidamente evoluir para pneumotórax hipertensivo, com risco de morte (ACS, 2018).

Os derrames pleurais parapneumônicos são inicialmente diagnosticados por toracocentese. Se demonstrarem sinais de organização de empiema, como pH < 7,2, desidrogenase lática (DHL) ≥ 1.000 u/L e glicose < 60 mg/dL, são indicados para drenagem fechada de tórax (Light, 2006).

Para pacientes em risco iminente de morte, gravíssimos ou aqueles em parada circulatória que apresentam sinais de trauma torácico, como abrasões, ferimentos, equimoses e hematomas, deve-se considerar a drenagem torácica bilateral, pois uma das causas da gravidade e da instabilidade pode ser um pneumotórax ou hemotórax associado (ACS, 2018).

No caso de pacientes com parada cardiorrespiratória (PCR), devem ser feitas inicialmente as incisões no local habitual da drenagem pleural fechada, seguidas de divulsão romba e palpação da cavidade pleural com o dedo. Os ferimentos são deixados abertos e, assim que o paciente apresentar retorno dos sinais vitais ou logo que possível, os drenos torácicos devem ser posicionados bilateralmente (ACS, 2018).

Na Figura 22, a imagem mostra o hemitórax direito com pulmão apresentando atelectasia em lobo inferior. À esquerda, o campo pulmonar está branco, sendo evidente a parábola do hemotórax. Quando o paciente está em decúbito dorsal, o líquido tende a se espalhar por toda a área de maior declive, o que torna o hemitórax com coloração mais branca que o lado contralateral.

A drenagem de fluidos, quando necessária — como no caso de derrame pleural em organização para empiema, quilotórax e derrames pleurais paraneoplásicos que "velam" completamente o hemitórax acometido —, deve perfazer no máximo 1,5 L de fluido drenado na primeira vez. O lacre do dreno deve ser fechado e o paciente observado. Os fluidos remanescentes devem ser retirados após 2 horas da primeira drenagem e/ou a qualquer momento. Tanto na primeira quanto na segunda drenagem, a retirada de fluidos deve ser interrompida se o paciente apresentar desconforto respiratório, tosse ou sintomas de reflexo vagal. Ter esse cuidado é imprescindível nessas circunstâncias, em razão do risco de desenvolvimento de edema pulmonar de reperfusão ou de reexpansão — esse risco pode decorrer da rápida expansão do pulmão colapsado, causada após retiradas rápidas de grandes quantidades de derrame pleural (Hooper et al., 2010).

Em casos de trauma, mesmo que haja grande quantidade de sangue drenado, a drenagem de fluidos não deve ser interrompida, uma vez que a aferição do débito drenado serve de parâmetro para avaliar o grau do choque hipovolêmico, bem como para traçar o tratamento necessário.

Não existem contraindicações absolutas; se o paciente necessitar de uma drenagem fechada de tórax, ele deve ser submetido a esse procedimento. Assim, ressalta-se que, mesmo diante de situações clínicas complexas (p.ex., estado de coagulopatia), os pacientes em uso de anticoagulantes devem ser avaliados quanto ao tempo de ativação da protrombina + índice internacional de normatização (TAP + INR). Situações não urgentes podem esperar até que o INR do paciente esteja normalizado a índices < 1,5. Pacientes em situações graves, como pneumotórax hipertensivos, ou pacientes com insuficiência respiratória devem ser tratados antes da correção da coagulopatia (Hooper et al., 2010).

Tratamentos conservadores e/ou com aspirações de pneumotórax ou hemotórax pequenos podem ser realizados em hospitais com pouco volume de atendimentos e que haja profissionais suficientes para avaliarem e reavaliarem constantemente esses pacientes (Mattox e Allen, 1986). Caso contrário, um dreno torácico ainda é o melhor e mais seguro método de tratamento (ACS, 2018).

A drenagem pleural é um procedimento para o qual todo médico tem de ser preparado.

5 · TÉCNICA CIRÚRGICA DA DRENAGEM DE TÓRAX

A técnica cirúrgica de escolha para drenagem fechada de tórax é a mundialmente conhecida e ensinada no protocolo de 2018 do American College of Surgeons (ACS, 2018).

Antes de iniciar o procedimento, o médico responsável pelo paciente deve explicar a conduta, a técnica, os objetivos, as suas complicações e as alternativas a este, se existirem, e esclarecer todas as dúvidas ao paciente. Deve também obter o termo de consentimento livre e esclarecido (TCLE) para a realização do procedimento, salvo em risco iminente de morte (CFM, 2017). Essa etapa é fundamental uma vez que respeita um dos princípios da bioética: a autonomia (Beauchamp e Childress, 1979).

Todavia, em situações de urgência e emergência, em que o paciente está em iminente perigo de morte, inconsciente, em choque hipovolêmico e grave, não é necessário obter esse consentimento, visto que o paciente não tem condições para responder e decidir sobre esse questionamento.

Nesse contexto, vale ressaltar que pacientes que não são drenados de emergência podem ser sedados, com o intuito de facilitar o ato operatório e diminuir a tensão.

MATERIAL USADO

O material usado na drenagem fechada de tórax deve ser completamente preparado antes do início do procedimento em si e, quando possível, deve ser aprontado no centro cirúrgico. Inclui:

- caixa de drenagem de tórax;
- seringa de 20 mL;
- campo cirúrgico fenestrado;
- material de antissepsia;
- avental cirúrgico e equipamentos de proteção individual (luva, gorro, óculos e máscara);
- lâmina de bisturi nº 24;
- sistema de drenagem completo com selo d'água preparado (dreno 28 a 32 Fr);
- solução de lidocaína a 2% (que poderá ser diluída para 1%, utilizando 10 mL de água destilada (AD) e 10 mL de lidocaína a 2%);
- fios de náilon 0 e 3-0;
- fio de seda 0 ou fio de algodão 0.

ETAPAS DO PROCEDIMENTO

Etapa 1

Posicionar o paciente com a mão do lado a ser drenado atrás da cabeça e com o cotovelo fletido. Determinar o local de inserção do dreno, que será no 4º ou 5º espaço intercostal, anterior à linha axilar média no hemitórax acometido.

Etapa 2

Fazer antissepsia ampla do local a ser drenado. A antissepsia deve ser feita preferencialmente em 2 tempos: primeiro, degermação da pele; segundo, limpeza com solução tópica, sempre com antissépticos com mesmo princípio ativo. Logo em seguida, colocar campos estéreis com fenestração ampla que permita boa visualização do local e do mamilo no campo operatório (Figura 24).

Etapa 3

Aplicar a anestesia local na pele, no espaço intercostal e na pleura parietal ampla, com cerca de 20 mL de anestésico a 1%, e, em seguida, realizar toracocentese de localização (Figuras 25 e 26).

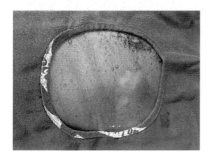

FIGURA 24. Antissepsia e assepsia.
Fonte: acervo pessoal do dr. Bruno J. C. Medeiros.

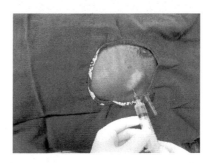

FIGURA 25. Anestesia local.
Fonte: acervo pessoal do dr. Bruno J. C. Medeiros.

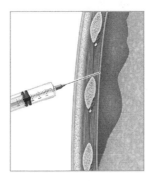

FIGURA 26. Ilustração do ponto da anestesia local.
Crédito: Angelo Shuman.

Etapa 4

Realizar incisão transversa de 2 a 3 cm, paralelamente às costelas, e dissecção romba na borda superior da costela no local previamente anestesiado (Figuras 27 e 28).

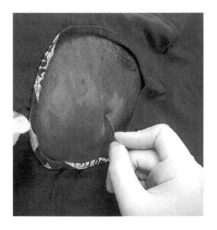 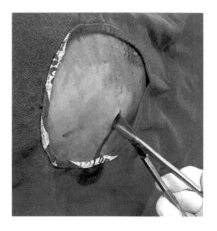

FIGURA 27. Incisão horizontal de 2 a 3 cm.
Fonte: acervo pessoal do dr. Bruno J. C. Medeiros.

FIGURA 28. Divulsão romba.
Fonte: acervo pessoal do dr. Bruno J. C. Medeiros.

Etapa 5

A pleura parietal pode ser perfurada com a ponta da pinça; em seguida, realizar a pleurotomia com o dedo e, nesse momento, palpar a cavidade pleural a fim de verificar presença de coágulos, liberar aderências e evitar lesões a outros órgãos (Figura 29).

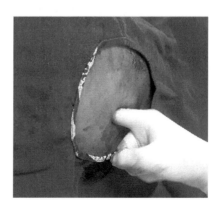

FIGURA 29. Palpação da cavidade pleural.
Fonte: acervo pessoal do dr. Bruno J. C. Medeiros.

Etapa 6

Introduzir o dreno torácico em direção posterior e superior.

Antes de introduzir o dreno, deve-se: (1) conectá-lo ao sistema de drenagem, a fim de evitar a saída de secreções anômalas pelo dreno, as quais contaminariam a equipe que está realizando o procedimento; e (2) posicionar o dreno sobre o tórax do paciente, mas sem o tocar, a fim de observar quantos centímetros de dreno deverá ser introduzido para evitar que a última fenestração fique no nível do subcutâneo. Drenos muito compridos podem ter suas pontas cortadas para evitar esse problema.

Etapa 7

Realizar a fixação do dreno de tórax na pele — neste livro, optou-se pelo ponto Donatti. A fixação da musculatura pode dar mais firmeza ao ponto.

Antes de iniciar a realização da "bailarina" ou "sandália grega", um único nó duplo deve ser confeccionado e posicionado sobre o dreno. Esse nó, apenas preparado, será usado posteriormente, na retirada do dreno torácico, para fechar a ferida. Após o término da bailarina, um fio de seda 0 deve ser enrolado sobre o dreno a fim de fixar a bailarina ao dreno (Figura 30).

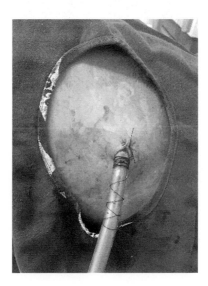

FIGURA 30.   Ponto Donatti para fixação do dreno.
Fonte: acervo pessoal do dr. Bruno J. C. Medeiros.

Etapa 8

Terminado o procedimento de drenagem fechada de tórax, deve ser realizada uma radiografia de tórax para verificar a posição do dreno, bem como se há lesões pulmonares e/ou persistência de pneumotórax ou hemotórax (Figura 31).

O dreno de tórax tem uma marcação, feita de material radiopaco, que é interrompida pela última fenestração; assim, é possível saber onde está a última fenestração. A Figura 31 mostra a última fenestração bem posicionada dentro da cavidade pleural.

Outra etapa fundamental é verificar o funcionamento do dreno. Para isso, o paciente deverá fazer uma manobra de Valsalva e, se o dreno estiver corretamente posicionado, haverá oscilação na coluna de líquido de 5 a 7 cm e/ou escape de ar (Margarido, 1999).

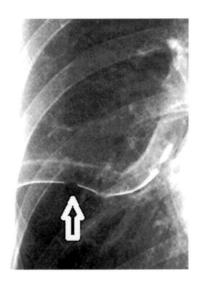

FIGURA 31. Última fenestração bem posicionada.
Fonte: acervo pessoal do dr. Bruno J. C. Medeiros.

6 · MECANISMO DE FUNCIONAMENTO DO SISTEMA DE DRENAGEM

O funcionamento do sistema de drenagem pode ser explicado por meio de várias leis da física, como a lei de Boyle-Mariotte; a pressão hidrostática e o teorema de Stevin; e a lei de Hagen-Poiseuille.

Conhecer essas leis é importante para otimizar o funcionamento do sistema de drenagem e melhorar a retirada das coleções anômalas.

LEI DE BOYLE-MARIOTTE

Lei publicada originalmente por Robert Boyle em 1662 e posteriormente por Edme Mariotte em 1676 na França (West, 1999).

Essa lei estabelece que, a uma temperatura constante, a pressão de um gás é inversamente proporcional ao seu volume (Figura 32).

$$P \times V = K$$

P: pressão; V: volume; K: constante.

FIGURA 32. Lei de Boyle-Mariotte.
Fonte: West, 1999.

Durante o movimento respiratório de expiração, as secreções anômalas saem da cavidade pleural, acarretando diminuição do volume da caixa torácica e aumento da pressão na cavidade pleural. Isso faz a coluna de líquido no tubo rígido descer (Figura 33). Já durante a inspiração, ocorre o inverso: o volume da caixa torácica aumenta e a pressão diminui; a coluna de líquido no tubo rígido sobe.

Uma oscilação de 5 a 7 cm mostra que o dreno está bem posicionado na cavidade pleural e funcionante (Figura 34).

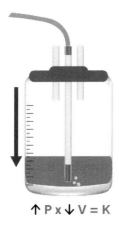

↑ P x ↓ V = K

FIGURA 33. A coluna de líquido desce na expiração.

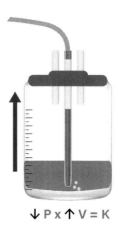

↓ P x ↑ V = K

FIGURA 34. A coluna de líquido sobe na inspiração.

TEOREMA DE STEVIN

Simon Stevin foi um físico e matemático que demonstrou que a pressão exercida por um fluido depende exclusivamente da sua altura (Kemp, 1986). Esse teorema estabelece a pressão em um ponto de um líquido homogêneo. Quanto maior a profundidade, maior a pressão (Figura 35).

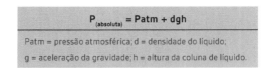

FIGURA 35. Teorema de Stevin.

Fonte: Kemp, 1986.

Entender essa teoria é importante para saber por que o selo d'água deve ser feito com solução fisiológica suficiente para cobrir o equivalente à pressão de −2 cmH$_2$O, pois essa será a pressão que o tórax terá de exercer para eliminar as secreções. Uma coluna de líquido de 20 cm de água dificulta a drenagem, pois a pressão para eliminação das secreções é de 20 cmH$_2$O.

Essa também é a razão pela qual o frasco coletor deve ser esvaziado ao atingir 2/3 de sua capacidade (Figura 36).

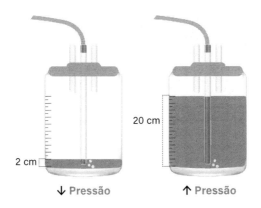

FIGURA 36. Pressão hidrostática.

LEI DE POISEUILLE

Essa lei é também chamada de Hagen-Poiseuille, pois 2 físicos a descreveram na mesma época. Heinrich Ludwig Hagen foi um engenheiro hidráulico alemão que apresentou essa lei em 1839. Jean-Léonard-Marie Poiseuille foi médico e físico e deduziu a lei em 1838 (Sutera e Skalak, 1993) (Figura 37).

$$V = \frac{P \cdot \pi \cdot r^4}{8 \cdot l \cdot v}$$

V = velocidade de fluxo; P = pressão de saída do gás ou do líquido; r = raio interno do tubo; π = 3,14; l = comprimento do tubo de extensão; v = viscosidade do líquido drenado.

FIGURA 37. Lei de Hagen-Poiseuille.
Fonte: Sutera e Skalak, 1993.

Ao analisar essa lei, nota-se que, quanto maior a pressão efetuada pela caixa torácica, maior será a velocidade de fluxo (ou vazão) das coleções anômalas através do sistema de drenagem. Nesse contexto, deve ser dada atenção especial às manobras de fisioterapia, que visam a melhorar tanto a expansão pulmonar como a pressão na caixa torácica.

Quanto mais calibroso for o dreno torácico, melhor será a drenagem através dele. Ressalta-se que a drenagem é um procedimento doloroso e que drenos com raio grande são reservados para hemotórax e empiemas. Em pneumotórax, podem ser usados drenos mais finos.

O comprimento do sistema de drenagem é fundamental para uma boa vazão através dele. O comprimento do tubo de extensão deve ser o suficiente para que o paciente possa ser mobilizado no leito, especialmente os pacientes acamados em UTI, que necessitam de mudança de decúbito a cada 2 horas (Cipriano e Dessote, 2011).

O tubo de extensão não pode ser muito longo, pois, se for, atrapalha a drenagem e propicia a formação de alças no tubo, o que, por sua vez, cria colunas hidrostáticas que prejudicam a drenagem de ar. Observe que, na fórmula, o comprimento é inversamente proporcional à velocidade de fluxo (Figura 38).

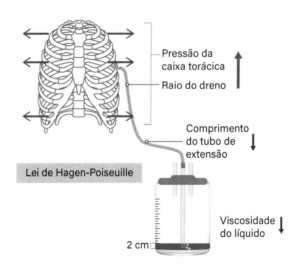

FIGURA 38. Fatores que aumentam ou diminuem a velocidade de fluxo.
Fonte: adaptada de Niinami et al., 2006.

As Figuras 39 a 41 mostram um paciente que apresentou um pneumotórax espontâneo à direita ocupando mais de 1/3 da cavidade pleural (Figura 39) e que foi submetido à drenagem fechada de tórax. Após o procedimento, foram observados pouca oscilação da coluna de líquido no tubo rígido do frasco coletor e pneumotórax residual (Figura 40).

Logo após a realização da drenagem no paciente, a extensão do tubo foi reduzida e, aplicando a lei de Hagen-Poiseuille, verificou-se melhora tanto na oscilação do dreno como no escape aéreo (Figura 41).

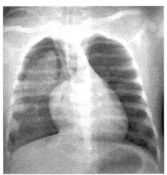

FIGURA 39. Pneumotórax à direita.
Fonte: acervo pessoal do dr. Bruno J. C. Medeiros.

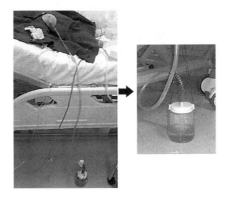

FIGURA 40. Tubo de extensão muito longo e com alça.
Fonte: acervo pessoal do dr. Bruno J. C. Medeiros.

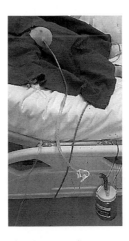

FIGURA 41. Diminuição do tubo de extensão.
Fonte: acervo pessoal do dr. Bruno J. C. Medeiros.

OTIMIZAÇÃO DO SISTEMA DE DRENAGEM

A fim de otimizar o sistema de drenagem, há 2 práticas mais relevantes.

É fundamental escolher a espessura adequada do dreno de tórax para cada caso. São recomendados drenos de 28 a 32 Fr para hemotórax pós--traumático (ACS, 2018; Filosso et al., 2016) e de 8 a 20 Fr para pneumotórax primário ou secundário (Filosso et al., 2016).

A segunda prática diz respeito à associação de manobras de fisioterapia, que contribuem sobremaneira para a eliminação do pneumotórax e a expansão pulmonar. A pressão que o paciente faz para eliminar as secreções pode ser aumentada por meio da fisioterapia, que deve ser aplicada por profissional habilitado e somente em pacientes com analgesia adequada para suportar a dor e o incômodo do dreno de tórax (Figura 42).

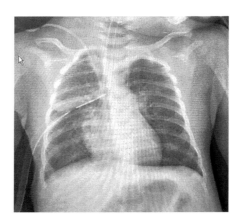

FIGURA 42. Tórax drenado e pulmão expandido.

Fonte: acervo pessoal do dr. Bruno J. C. Medeiros.

7 · COMPLICAÇÕES RELACIONADAS AO PROCEDIMENTO DE DRENAGEM FECHADA DE TÓRAX

Neste livro, para fins didáticos, as complicações da drenagem fechada de tórax estão divididas em: complicações relacionadas ao procedimento de inserção do dreno torácico, abordadas neste capítulo, e complicações inerentes ao mecanismo de trauma torácico, discutidas no próximo capítulo.

Ressalta-se que o principal objetivo da adoção deste manual de cuidados padronizados em dreno de tórax é orientar os profissionais a fim de evitar complicações e diminuir a morbidade e mortalidade dos pacientes vítimas de trauma torácico. Portanto, o foco é nas condutas de prevenção das complicações.

COMPLICAÇÕES RELACIONADAS À DRENAGEM DE TÓRAX

Lesões de órgãos intratorácicos ou abdominais

Lesões de órgãos intratorácicos ou abdominais podem ser evitadas com a palpação adequada da cavidade pleural com o dedo, uma vez que essa manobra permite perceber a dissecção da cavidade exata que se pretende drenar. Outra manobra importante é a escolha do local correto para realizar a drenagem.

Lesões no diafragma

Durante os movimentos respiratórios, o diafragma, músculo primário da respiração, pode subir até o nível do 5º espaço intercostal em expiração forçada. Por essa razão, o Suporte Avançado de Vida no Trauma (ATLS®) preconiza a drenagem no 5º espaço intercostal, a fim de evitar lesões inadvertidas do diafragma, bem como de órgãos abdominais (ACS, 2018).

Lesão do feixe vasculonervoso (VAN)

Lesão do feixe vasculonervoso, que é a lesão de veia, artéria ou nervo intercostal que se localizam logo abaixo da costela, pode ser evitada com a passagem do dreno pela borda superior da costela.

Dreno torácico acotovelado

O acotovelamento do dreno não é indicação obrigatória de troca do dreno, se este estiver funcionante e com oscilação do selo d'água entre 5 e 7 cm. No entanto, ao menor sinal de obstrução, como surgimento ou piora do enfisema subcutâneo, vazamento pela ferida do dreno ou parada de oscilação, o dreno deve ser imediatamente trocado.

Na Figura 43, observa-se uma radiografia cuja seta preta aponta o enfisema subcutâneo ocasionado e exacerbado pelo acotovelamento (seta branca) do dreno de tórax.

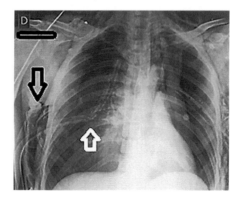

FIGURA 43. Pneumotórax à esquerda e dreno acotovelado à direita.
Fonte: acervo pessoal do dr. Bruno J. C. Medeiros.

Saída inadvertida (parcial ou total) do dreno da cavidade pleural

Quando o dreno sai total ou parcialmente da cavidade pleural, é necessário fazer um curativo na ferida causada pelo dreno e realizar uma nova drenagem pleural. Em caso de saída parcial do dreno da cavidade, se o último orifício estiver posicionado ainda dentro da cavidade pleural, a fixação do dreno à pele deve ser reforçada.

Desconexão do selo d'água

Quando o dreno se desconecta do selo d'água, o enfermeiro deve imediatamente reconectar o dreno ao sistema de drenagem. É imperativo efetuar, subsequentemente, o controle radiológico.

Pneumotórax persistente

Em caso de pneumotórax persistente – seja em função de fístula broncopleural de grande monta, de vazamento ao redor do dreno ou de vazamento pelo frasco coletor decorrente de mau preparo do selo d'água ou orifício do dreno no nível da pele (Figuras 44 e 45) –, o médico deve revisar todo o sistema em busca de vazamentos.

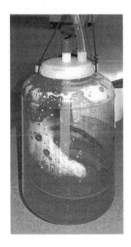

FIGURA 44. Dreno com tubo de extensão conectado ao suspiro.
Fonte: acervo pessoal do dr. Bruno J. C. Medeiros.

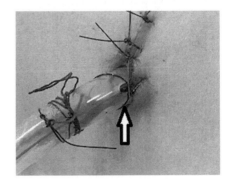

FIGURA 45. Orifício do dreno no nível da pele.
Fonte: acervo pessoal do dr. Bruno J. C. Medeiros.

Posicionamento do dreno no espaço subcutâneo

Para evitar o erro de posicionar o dreno no espaço subcutâneo, a recomendação é realizar a técnica de drenagem fechada de tórax guiada por ultrassonografia. Assim como a toracocentese e o acesso central, a drenagem fechada de tórax ecoguiada é considerada padrão-ouro, especialmente para evitar e minimizar muitas dessas complicações citadas (Menegozzo et al., 2018).

COMPLICAÇÕES QUE PODEM SER EVITADAS COM O USO DE ULTRASSONOGRAFIA

Dentre as complicações que podem ser evitadas com uso de ultrassonografia, podem-se citar:
- variações anatômicas e alterações patológicas;
- lesão da artéria intercostal por meio da utilização do modo Doppler da ultrassonografia;
- lesão de órgãos abdominais em paciente com atelectasia e hérnia diafragmática;
- dreno posicionado no subcutâneo.

A técnica guiada por ultrassonografia é uma nova ferramenta que começou a ser usada com o objetivo de dar mais segurança à drenagem. Seu uso no momento do procedimento permite que variações anatômicas e alterações patológicas como hérnias diafragmáticas sejam vistas, vasos intercostais vulneráveis sejam poupados e drenos mal posicionados no subcutâneo sejam identificados logo em seguida aos procedimentos. No entanto, ainda há algumas limitações, como falta de recursos de algumas unidades hospitalares e falta de treinamento de profissionais (Menegozzo et al., 2018).

Quando ocorre vazamento ao redor do dreno em função de uma incisão alargada, é necessária a confecção de pontos de sutura para deixar o dreno mais justo à ferida e evitar vazamentos.

Selo d'água mal preparado, como ilustrado na Figura 44, deve ser revisto e acertado. Além disso, deve-se ter atenção no momento da troca do sistema de drenagem ou do frasco coletor e evitar o uso de frascos sem o selo d'água.

Orifício do dreno no nível da pele é indicação para redrenagem e troca de todo o sistema.

8 · COMPLICAÇÕES DO TRAUMA TORÁCICO RELACIONADAS À DRENAGEM PLEURAL

As complicações abordadas no capítulo anterior exigem que todo o sistema de drenagem seja revisto, inclusive o próprio dreno de tórax. Neste capítulo, são discutidas as complicações mais comuns do trauma torácico relacionadas ao dreno em si.

INFECÇÃO DA FERIDA DO DRENO

As infecções do sítio operatório podem cursar com alargamento da ferida e escape de ar através dela. A prevenção desse tipo de complicação é feita por meio de técnica cirúrgica adequada e uso de antibioticoprofilaxia antes do início da cirurgia (Figura 46).

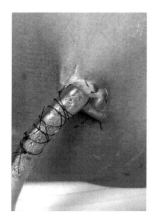

FIGURA 46. Infecção na ferida do dreno.
Fonte: acervo pessoal do dr. Bruno J. C. Medeiros.

HEMOTÓRAX COAGULADO OU HEMOTÓRAX RETIDO

Hemotórax coagulado ou hemotórax retido consiste na presença de coágulos no interior do tórax, que não são esvaziados pelo dreno e que, por isso, necessitam de cirurgia torácica videoassistida ou cirurgia aberta (convencional), para limpeza completa da cavidade e esvaziamento dos coágulos. Sua prevenção é feita por meio da escolha adequada do calibre do dreno, como calibres maiores para secreções mais viscosas, e por meio de fisioterapia respiratória, extremamente importante e eficaz na prevenção dessa complicação (Abreu et al., 2015) (Figura 47).

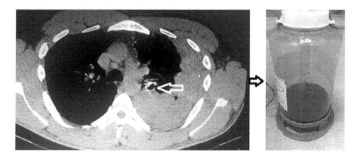

FIGURA 47. Hemotórax retido à esquerda e frasco coletor com secreção de cor violácea. A seta branca indica a posição do dreno torácico.
Fonte: acervo pessoal do dr. Bruno J. C. Medeiros.

EMPIEMA PLEURAL PÓS-TRAUMÁTICO

Empiema pleural pós-traumático consiste no acúmulo de secreção purulenta na cavidade pleural. Pode estar associado à contaminação do espaço pleural no momento da inserção do dreno por penetração direta de contaminantes no momento da injúria torácica, por ruptura do diafragma associado à lesão de víscera oca, por contaminação de um hemotórax retido e por difusão hematogênica ou linfática de infecções concomitantes remotas em função de uma pneumonia (Maxwell et al., 2004).

Medidas para tentar minimizar essa complicação, que pode ocorrer em até 27% dos pacientes, são extremamente necessárias (Dubose et al., 2012).

Sempre que possível, a drenagem torácica deve ser feita no centro cirúrgico, com uso de antibiótico profilático e tratamento precoce do hemotórax retido. Em pacientes submetidos à laparotomia exploradora, deve ser realizada a limpeza adequada da cavidade pleural, quando são identificadas lesões do diafragma e lesão de víscera oca concomitante.

Caso o cirurgião não consiga limpar adequadamente a cavidade pleural através do diafragma, alguns autores recomendam que uma toracotomia formal seja realizada para esse fim (Feliciano et al., 2008).

PNEUMONIA EM PACIENTES VÍTIMAS DE TRAUMA TORÁCICO

A pneumonia pode ocorrer em 2,5 a 35% dos pacientes que necessitam de um dreno de tórax, e os microrganismos encontrados são similares aos encontrados no empiema (Maxwell et al., 2004).

A fisioterapia respiratória, por meio da expansão completa do pulmão, é sabidamente um dos recursos mais importantes para prevenir e tratar casos de pneumonia.

9 · ANTIBIOTICOPROFILAXIA

As maiores complicações da drenagem fechada de tórax são a formação de empiema pleural ou o aparecimento de pneumonia relacionada ao dreno.

Alguns fatores que podem contribuir para o desenvolvimento dessas complicações nos pacientes que sofreram trauma torácico são:
- condições em que foi feita a drenagem fechada de tórax (urgência ou emergência);
- hemotórax coagulado;
- mecanismo do trauma;
- pacientes em ventilação mecânica.

O uso de antibióticos profiláticos na drenagem fechada de tórax é controverso entre os profissionais; alguns cirurgiões preferem usar o antibiótico por período prolongado, ou seja, enquanto o paciente estiver com o dreno torácico. O uso inadequado pode elevar os riscos de infecção do sítio operatório e também acarretar custos desnecessários.

A profilaxia com antibióticos em cirurgia está baseada em alguns conceitos (Ferraz, 2002):

- usar em cirurgias com fortes evidências de redução de infecções;
- obter níveis séricos máximos no momento do início da cirurgia;
- usar antibióticos de primeira linha;
- utilizar o antibiótico apenas durante a cirurgia;
- escolher o antimicrobiano que seja ativo contra a maioria dos microrganismos encontrados naquela determinada cirurgia.

A utilização da profilaxia de antibióticos em cirurgias limpas ou potencialmente contaminadas não diminui a taxa de infecção do sítio operatório. O cuidado com a técnica cirúrgica e a assepsia é a melhor profilaxia. O risco de infecção do sítio operatório nessas cirurgias é de apenas 5% (Ferraz, 2002).

Essa é a razão pela qual alguns autores contraindicam antibióticos profiláticos em drenagem fechada de tórax em pacientes estáveis — e também em virtude de ela ser considerada uma cirurgia potencialmente contaminada (Anvisa, 2017). No entanto, a inserção do dreno é realizada, na grande maioria das vezes, em caráter de urgência que, por si só, é considerada uma indicação para uso de antibióticos em cirurgias (Ferraz, 2002).

O uso de antibióticos em pacientes que sofreram trauma torácico fechado é bastante controverso.

Heydari et al. (2014) avaliaram 104 pacientes, em sua maioria homens com idade média de 39 anos, vítimas de trauma torácico fechado (pneumotórax, hemotórax e hemopneumotórax). Desses, 54 pacientes receberam 2 g de cefazolina e 50 pacientes receberam placebo. Ao final do estudo, 2 pacientes que receberam cefazolina e 4 dos que receberam placebo desenvolveram pneumonia. Somente 1 paciente que recebeu placebo desenvolveu empiema pleural. Nesse estudo, foi concluído que o uso de antibióticos não reduz significativamente o risco de pneumonia e de empiema.

Já nos ferimentos penetrantes, esse conceito é diferente. Em uma revisão sistemática com metanálise publicada em 2012, 1.241 drenos torácicos em 1.234 pacientes foram avaliados. Foi concluído que o risco de desenvolver empiema e pneumonia é quase 3 vezes menor nos pacientes que receberam antibioticoprofilaxia, em comparação com os que não receberam. Nessa mesma revisão, o benefício em vítimas de trauma torácico fechado também não foi provado (Bosman et al., 2012).

Por definição, o uso profilático é quando se deseja prevenir a infecção por um agente suspeito ou conhecido. Pode ser feito em dose única, pode ser continuado por 24 horas e não o pode ser por mais de 48 horas. Contudo, vários estudos já concluíram que a dose única é tão eficaz quanto a antibioticoprofilaxia por 24 a 48 horas (Ferraz, 2002). Sendo assim, em geral, é recomendada uma dose na inserção e outra na retirada do dreno de tórax.

Em 2013, foi publicada a última edição do *Clinical Practice Guidelines for Antimicrobial Prophylaxis in Surgery*, que apontou que os principais microrganismos implicados na infecção do sítio cirúrgico em cirurgia torácica são *Staphylococcus aureus* e *Staphylococcus epidermidis*. Já os implicados na pneumonia pós-operatória são: *Streptococcus* e *Staphylococcus* Gram-negativos, como *Haemophilus influenzae*, *Enterobacter cloacae*, *Klebsiella pneumoniae*, *Pseudomonas aeruginosa* e *Moraxella catarrhalis*, e fungos (*Candida* sp.).

Portanto, os antibióticos indicados para profilaxia em cirurgia torácica são cefazolina ou ampicilina-sulbactam. Neste livro, as doses padronizadas de cefazolina são de 2 g, via endovenosa (EV) para adultos e de 30 mg/kg para crianças (dose única), por ser o antibiótico de escolha com essa finalidade (Bratzler et al., 2013) (Tabela 5).

TABELA 5 Antibióticos de escolha.

Antibiótico	Adultos	Crianças
Ampicilina-sulbactam	Ampicilina 2 g e sulbactam 1 g	50 mg/kg de ampicilina
Cefazolina	2 g para < 120 kg e 3 g ≥ 120 kg	30 mg/kg
Clindamicina	900 mg	10 mg/kg
Vancomicina	15 mg/kg	15 mg/kg

Fonte: adaptada de Bratzler et al., 2013.

A ampicilina-sulbactam também pode ser usada na ausência da cefazolina. Já a clindamicina e a vancomicina são usadas em pacientes alérgicos a cefalosporinas. A vancomicina é usada como primeira escolha em pacientes sabidamente colonizados por MRSA (*methicillin-resistant Staphylococcus aureus*).

O sucesso da profilaxia é alcançado quando a concentração da dose do antibiótico usado é maior do que a concentração inibitória mínima (MIC), no momento da contaminação (Bratzler et al., 2013).

Em cirurgias eletivas, é recomendado o antibiótico profilático 60 minutos antes da incisão. Em casos de trauma, é impossível administrar com essa antecedência, portanto, logo que seja verificada a necessidade de uma drenagem torácica, o antibiótico já pode ser prescrito (Bratzler et al., 2013).

10 • CUIDADOS DE ENFERMAGEM

A manipulação do paciente com dreno torácico e do sistema de drenagem em si pode trazer uma série de complicações; portanto, o adequado cuidado nesses procedimentos é de suma importância.

Como já citado no início deste livro, tanto a indicação do procedimento como a sua realização são de responsabilidade médica. No entanto, grande parte dos cuidados é delegada à equipe de enfermagem, que passa a maior parte do tempo ao lado do paciente.

Os cuidados de enfermagem são divididos em antes, durante e após a inserção do dreno torácico.

ANTES DO PROCEDIMENTO

Toda a preparação do material a ser usado na drenagem é realizada pelos enfermeiros e auxiliares, no centro de materiais (CME). Com técnica adequada, a caixa de drenagem torácica é preparada e esterilizada.

Na sala de emergência ou no centro cirúrgico, a equipe de enfermagem é responsável por checar todo o material a ser utilizado.

DURANTE O PROCEDIMENTO

Durante o procedimento, a equipe de enfermagem atua ativamente no preparo do material, sobretudo na "confecção" do selo d'água, que deverá ser de 2 cm (isto é, o tubo rígido deve ser coberto por 2 cm de soro fisiológico), independentemente do tamanho do frasco coletor (Figuras 48 e 49).

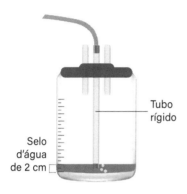

FIGURA 48. Selo d'água.

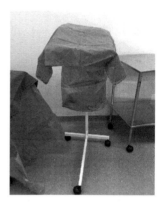

FIGURA 49. Materiais prontos na mesa de Mayo.

Fonte: acervo pessoal do dr. Bruno J. C. Medeiros.

APÓS O PROCEDIMENTO

No setor de observação ou na enfermaria cirúrgica, quem passa a maior parte do tempo com o paciente é o profissional de enfermagem.

Nessa etapa, os cuidados de enfermagem consistem em trocas do sistema de drenagem, realização de curativos, aferição do débito drenado, cuidados com o transporte do paciente e ordenha do dreno.

Trocas do sistema de drenagem

O profissional deve informar a família sobre o procedimento a ser realizado: fazer antissepsia das mãos e calçar luvas; separar todo o material a ser utilizado; abrir os frascos de solução salina; encher o frasco coletor com solução salina até cobrir em 2 cm o tubo rígido; marcar o nível líquido com adesivo; e anotar a data e a hora da troca do selo d'água. Uma pinça hemostática pode ser usada para pinçar o dreno (Kusahara e Chanes, 2011) (Figuras 50 a 52).

1. Lavagem clínica das mãos
2. Colocar o paciente em posição confortável
3. Não fixar a extensão do dreno no berço ou na cama
4. Orientar a família para que o frasco seja mantido em nível inferior ao tórax
5. Se o paciente tiver um pneumotórax, deve-se pinçar o dreno durante o menor tempo possível, apenas o período mínimo para a troca segura do sistema
6. Prevenir a entrada de ar no tórax durante as trocas do sistema

FIGURA 50. Cuidados de enfermagem.

Fonte: Kusahara e Chanes, 2011.

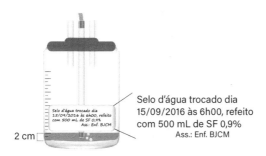

FIGURA 51. Troca do selo d'água.

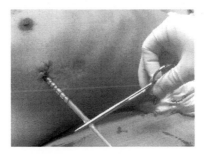

FIGURA 52. Pinçamento do dreno na troca do sistema.

Fonte: acervo pessoal do dr. Bruno J. C. Medeiros.

O pinçamento do dreno ilustrado na Figura 52 deve ser feito somente na hora da troca do sistema de drenagem. Assim que o dreno estiver reconectado ao novo sistema, a pinça deve ser retirada.

Curativos

Os curativos devem ser feitos de acordo com a rotina da equipe de enfermagem de cada unidade, com intervalo médio de 24 horas. Durante a realização do curativo, ao menor sinal de anormalidades, o médico plantonista deve ser avisado. Esses sinais de alerta são: vazamento pela ferida do dreno, sinais de infecção da ferida, ferida do dreno alargada, orifício do dreno no nível da pele e fios de fixação frouxos (Figura 53).

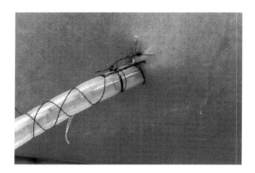

FIGURA 53. Ferida padrão, sem irregularidades.
Fonte: acervo pessoal do dr. Bruno J. C. Medeiros.

Aferição do débito drenado

A aferição do débito drenado é algo muito importante, pois informa a quantidade de sangue que o paciente está perdendo, momentos após o trauma. Pode ser feita a cada 1 ou 2 horas, como forma de debitometria para avaliar pacientes graves. Uma aferição de 1.500 mL de sangue na drenagem inicial leva à indicação de toracotomia de emergência. Débitos de 200 mL/hora por 2 a 4 horas também são indicativos de toracotomia de emergência. Por isso, é imprescindível realizar a debitometria na fase aguda do trauma (ACS, 2018).

Pacientes graves devem ser submetidos à aferição do débito de hora em hora e ter seus sinais vitais avaliados de modo contínuo. Já os pacientes estáveis na enfermaria ou em UTI podem ter seu débito aferido a cada 24 horas.

As equipes de enfermagem costumam, como rotina, anotar o débito às 6h00 da manhã; dessa forma, o médico da rotina pode ter uma noção das últimas 24 horas logo no início do dia.

Cuidados com o transporte do paciente

Durante o transporte do paciente, é preciso ter um cuidado especial com o frasco coletor, pois ele deve estar sempre abaixo do nível do tórax do paciente para evitar que coleções retornem à cavidade pleural do doente.

Outro fator importante diz respeito ao lacre do tubo de extensão. Ele *não* deve ser fechado durante o transporte. Pacientes com pneumotórax com grande escape aéreo podem evoluir rapidamente para pneumotórax hipertensivo se o lacre do sistema for fechado. Ele só deve ser fechado por frações de segundos (cerca de 5 s), em situações em que o frasco coletor fique acima do nível do tórax e, logo em seguida, ser aberto.

Ordenha do sistema

Não há evidência científica de que a ordenha do sistema possa contribuir para prevenção da obstrução dele (Kusahara e Chanes, 2011).

A atuação do profissional de enfermagem é altamente necessária nos cuidados com o dreno torácico, já que ele atua por tempo integral, desde antes do procedimento, com o preparo adequado dos materiais, preparo do selo d'água, aferição do débito drenado e atenção durante o transporte, até após o procedimento, nos cuidados mais prolongados na enfermaria e leitos de UTI.

11 • FISIOTERAPIA RESPIRATÓRIA E DRENO TORÁCICO

Nos alicerces dos cuidados padronizados em dreno de tórax, um dos recursos primordiais é a fisioterapia respiratória.

O intuito é prevenir complicações e, caso elas ocorram, tratá-las, sobretudo na presença das 2 complicações mais frequentes em paciente com dreno de tórax: o hemotórax retido (Figura 54) e a pneumonia.

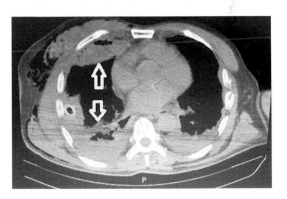

FIGURA 54. Hemotórax retido à direita.
Fonte: acervo pessoal do dr. Bruno J. C. Medeiros.

A fisioterapia respiratória consiste em manobras de mudanças de decúbito, drenagem postural, percussões, vibrações torácicas e técnicas de tosse especializadas. As manobras são escolhidas pelo fisioterapeuta de acordo com cada paciente, levando em conta sua condição clínica, se ele está acamado, entubado ou se está consciente e deambulando.

Todas e quaisquer manobras devem ser realizadas e supervisionadas por um profissional de fisioterapia.

As técnicas são empregadas em conjunto com o uso de broncodilatadores e mucolíticos, e o paciente deve ter analgesia satisfatória para que o fisioterapeuta possa executar todos os comandos, visto que o uso de dreno torácico é doloroso e incômodo, requerendo analgésicos potentes para aliviar a dor.

O principal objetivo da fisioterapia é melhorar a mobilização das secreções brônquicas, o que promove melhora da capacidade funcional do pulmão. As manobras permitem o aumento da pressão na cavidade pleural, facilitando a expansão pulmonar e a eliminação das coleções anômalas da cavidade pleural.

Os objetivos específicos de algumas manobras utilizadas pela fisioterapia são:
- mudanças de decúbito e drenagem postural: ajudam a mobilizar secreções de áreas periféricas do pulmão para áreas centrais e serem eliminadas;
- percussões e vibrações: ajudam a mobilizar secreções aderidas ao tecido pulmonar;
- técnicas de tosse: são empregadas quando a tosse espontânea não é suficiente para eliminar as secreções.

Pacientes acamados, restritos ao leito, com dor torácica em função do dreno e do trauma e que não realizam fisioterapia respiratória são potenciais candidatos a reterem secreções tanto pulmonares quanto pleurais e a desenvolverem pneumonias e coleções pleurais septadas.

CONTRAINDICAÇÕES DA FISIOTERAPIA E PRECAUÇÕES

Algumas contraindicações absolutas para a realização da fisioterapia são citadas pela literatura, pois as manobras podem trazer algum risco aos pacientes, sobretudo os acometidos por doenças graves. Os profissionais da área devem sempre estar atentos a essas condições (Padovani et al., 2017).

No trauma, as circunstâncias que contraindicam a fisioterapia respiratória são:
- instabilidade da cabeça ou trauma raquimedular: nesses casos, devem ser evitadas manobras de posicionamento do paciente;
- instabilidade hemodinâmica e hemorragia ativa;
- derrame pleural, hemotórax ou pneumotórax sem drenagem pleural prévia;
- grandes queimaduras instáveis;
- trauma facial instável.

DISPOSITIVOS PARA FISIOTERAPIA

A fisioterapia respiratória usufrui de diversos dispositivos, mas os mais utilizados em pós-operatório são os espirômetros de incentivo a fluxo, como o Respiron® (Figura 55).

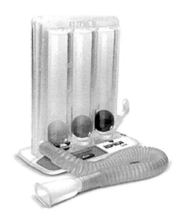

FIGURA 55. Espirômetro de incentivo a fluxo: Respiron®, da NCS do Brasil.
Fonte: cortesia de NCS do Brasil.

Esses dispositivos promovem um incentivo visual e estimulam o paciente a realizar inspirações máximas e sustentadas, sempre acompanhados pelo profissional fisioterapeuta.

Uma das suas principais vantagens é o baixo custo. Seu conceito está baseado no aumento da pressão transpulmonar, quando se atingem pressões inspiratórias máximas e elevação das esferas.

O uso desses dispositivos, associado a técnicas manuais realizadas pela fisioterapia, aumenta a força muscular, o que contribui para a eliminação das coleções pleurais e a expansão pulmonar.

Segundo Ribas et al. (2013), foi constatado que os pacientes submetidos a algum tipo de fisioterapia tiveram aumento da força muscular respiratória, aumento das pressões inspiratórias e expiratórias máximas e aumento do pico de fluxo expiratório.

A autora estudou 16 idosos institucionalizados em Curitiba, Paraná, no ano de 2013, e os agrupou de modo randomizado em 4 grupos:
- grupo 1: submetidos ao uso de incentivador respiratório e a técnicas expansivas (exercícios diafragmáticos e compressão-descompressão);
- grupo 2: técnicas manuais expansivas;
- grupo 3: incentivador respiratório;
- grupo 4: controle.

Destacaram-se os pacientes do grupo 1, que tiveram um ganho de 37% na pressão expiratória máxima (Ribas et al., 2013).

As técnicas de fisioterapia executadas pelo profissional da área são extremamente importantes na prevenção e no tratamento de complicações relacionadas à inserção do dreno torácico. Especial atenção deve ser dada aos casos de coleção septada e pneumonia.

Em virtude dessa importância, a fisioterapia, mesmo isoladamente, é considerada um dos alicerces dos cuidados padronizados em dreno de tórax.

TRAUMAS TORÁCICOS E ENCAMINHAMENTO À FISIOTERAPIA

De modo geral, os pacientes com trauma torácico necessitam de fisioterapia respiratória para melhorar a expansibilidade pulmonar, evitar complicações e ter uma recuperação mais rápida e eficaz.

A seguir, serão assinalados alguns traumas torácicos que muitas vezes são tratados com drenagem fechada de tórax e que podem ou não ser encaminhados à fisioterapia.

Fratura de arcos costais

A fratura de costela é um dos traumas torácicos mais comuns e, por ser bastante inervada, essa região, quando lesada, é bastante dolorosa. Sarmento (2005) assinala que uma boa fisioterapia só pode ser realizada em pacientes com analgesia ideal. São indicados procedimentos que determinam aumento da expansibilidade pulmonar; no entanto, são contraindicadas compressões e resistência manual.

Tórax instável

A presença de múltiplas fraturas de arcos costais sequenciais, em pelo menos 2 pontos no mesmo arco, leva à condição de tórax instável. Nesses casos, há um padrão de ventilação paradoxal e graus de insuficiência respiratória.

Para alguns pacientes, são indicadas analgesia plena e ventilação mecânica para estabilização costal. São contraindicadas manobras de compressão e tapotagem (Sarmento, 2005).

Contusão pulmonar

Contusão pulmonar consiste em lesões cujo dano alveolar e intersticial do pulmão afeta diretamente as trocas gasosas em decorrência do acometimento da barreira alveolocapilar. A fisioterapia realizada com manobras para recrutamento pulmonar é extremamente importante para a abertura pulmonar e a melhora das trocas gasosas (Trindade et al., 2009).

Pneumotórax

Pacientes com pneumotórax espontâneos que ocupam até 1/3 da cavidade pleural e tratados conservadoramente, ou seja, que não são drenados, também devem ser tratados de maneira expectante pela fisioterapia.

Pneumotórax drenados são indicações precisas para a fisioterapia respiratória com técnicas reexpansivas. Manobras de compressão podem ser utilizadas apenas se não houver fratura de arcos costais (Sarmento, 2005).

Hemotórax

Em casos de hemotórax, a fisioterapia deve ser instituída somente após o procedimento de drenagem torácica. Esses pacientes apresentam alterações na mecânica respiratória, como elasticidade e complacência prejudicadas; alterações na função pulmonar, como capacidade vital prejudicada; e também alterações de volume corrente e da capacidade residual funcional (Oliveira et al., 2005).

O trabalho da fisioterapia em pacientes submetidos à drenagem pleural é vital; sua ação baseia-se em incentivar o paciente e, dessa forma, prevenir e tratar complicações. A atuação da fisioterapia visa a restituir o bom funcionamento da mecânica respiratória, bem como a função pulmonar, por meio do uso de alguns dispositivos, potencializados com manobras adequadas e específicas.

12 · CRITÉRIOS DE RETIRADA DO DRENO TORÁCICO

Após passar por todas as fases da drenagem pleural, como apresentado nos capítulos anteriores, sucede-se o momento da retirada do dreno. Os critérios para a retirada do dreno torácico são bem definidos e baseiam-se na melhora clínica e radiológica do paciente (Paydar et al., 2015):

- drenagem menor que 200 mL nas últimas 24 horas: o débito do dreno das últimas 24 horas é um dos parâmetros que mais varia entre os autores, com valores aceitos de 200 a 500 mL (Novoa et al., 2017); nos casos de trauma, a recomendação dos autores deste livro é de uma drenagem menor que 200 mL nas últimas 24 horas;
- parada de escape aéreo representada pela ausência de borbulhamento no frasco coletor;
- radiografia de tórax de controle apresentando pulmão expandido;
- melhora clínica do paciente: ausculta pulmonar recuperada, presente em todos os campos pulmonares; melhora na expansibilidade pulmonar, à inspeção; paciente eupneico e com boa saturação de O_2 em ar ambiente.

MATERIAL USADO

Os materiais usados na retirada do dreno torácico são:
- caixa de sutura;
- luvas estéreis;
- equipamentos de proteção individual;
- fios de sutura;
- materiais para curativo, como gazes e bandagens;
- antisséptico;
- anestésico local.

TÉCNICA DE RETIRADA

A retirada do dreno torácico pode ser feita no leito de UTI, em salas de procedimento de enfermarias ou no próprio leito do paciente, dependendo das normas do hospital. O momento ideal para a retirada do dreno é no final da inspiração ou durante a expiração forçada; dessa forma, o risco de refazer um pneumotórax é minimizado (Novoa et al., 2017).

Etapa 1

Retirar o curativo com cautela e, em seguida, realizar a antissepsia ao redor do dreno torácico (Figura 56).

Etapa 2

Aplicar anestesia local na ferida, utilizando cerca de 5 mL de lidocaína a 1%. Esse procedimento é importante, pois, além de diminuir a dor, há situações em que um ponto simples deve ser realizado para fechar completamente a ferida (Figura 57).

Etapa 3

Realizar a secção do fio de seda 0, que fixa a "bailarina" ao dreno, e a secção do último nó da "bailarina" (Figura 58).

Etapa 4

Desfazer a "bailarina" e proceder à retirada do dreno durante a fase de expiração, de modo rápido e suave. Uma gaze pode ser usada para ocluir a ferida durante a preparação para apertar o nó do fio. O pinçamento da ferida com os dedos também impede a ocorrência inadvertida de um pneumotórax (Figura 59).

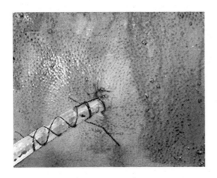

FIGURA 56. Antissepsia ao redor do dreno.
Fonte: acervo pessoal do dr. Bruno J. C. Medeiros.

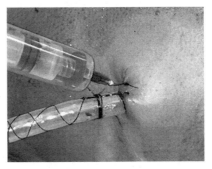

FIGURA 57. Anestesia da ferida.
Fonte: acervo pessoal do dr. Bruno J. C. Medeiros.

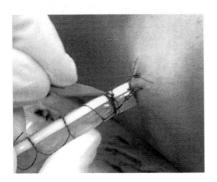

FIGURA 58. Secção do fio de seda 0.
Fonte: acervo pessoal do dr. Bruno J. C. Medeiros.

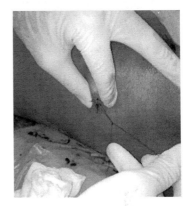

FIGURA 59. Pinçamento da ferida e conclusão do nó.
Fonte: acervo pessoal do dr. Bruno J. C. Medeiros.

Após a retirada do dreno, o nó, que foi apenas preparado dias antes, na ocasião da drenagem, é utilizado para fechar completamente a ferida. Como já mencionado, há ocasiões em que um ponto simples adicional é necessário.

Etapa 5

Realizar o curativo oclusivo. Após a retirada do dreno de tórax, deve ser feito um curativo oclusivo que permanece por 24 horas, quando será realizado um novo curativo. Durante as fases de cicatrização da pele por primeira intenção, há epitelização da linha de ferida após 48 horas, o que impede, inclusive, a entrada de bactérias. Dessa forma, após 48 horas, a ferida já está com a linha de sutura epitelizada (Townsend, 2014) (Figura 60).

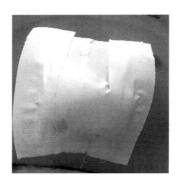

FIGURA 60. Curativo oclusivo.
Fonte: acervo pessoal do dr. Bruno J. C. Medeiros.

Após a retirada do dreno, o paciente deve realizar uma radiografia de tórax, em posição póstero-anterior (PA) e perfil, para controle, além de ficar internado por mais 24 horas, como procedimento de rotina em alguns serviços. Esse exame serve para verificar pneumotórax residual e confirmar a expansão pulmonar (Paydar et al., 2015). Após as 24 horas de observação, o paciente recebe alta hospitalar, com prescrição de analgésicos e anti-inflamatórios e orientações para casa.

O pacinte também deve receber uma receita de encaminhamento para o ambulatório de cuidados pós-operatórios, para que ele continue sendo acompanhado após a alta hospitalar, a fim de monitorar sua recuperação e diagnosticar eventuais complicações.

13 · ANALGESIA MULTIMODAL

No Capítulo 5, sobre técnica cirúrgica, foi visto que a anestesia local para o procedimento de dreno de tórax deve ser bem realizada, uma vez que a pleura parietal é bastante inervada e a dissecação através dela é bastante dolorosa.

O paciente com dreno torácico posicionado no espaço intercostal tem uma dor do tipo nociceptiva e neuropática, de pequena a moderada intensidade, e que interfere no bem-estar, na respiração, na mobilidade, no sono e na comunicação do indivíduo. Contudo, essa dor também implica, sobretudo, aumento da morbidade. Pacientes acamados, restritos ao leito, com dor e restrição ventilatória podem ter riscos aumentados de atelectasia, pneumonia, hemotórax retido e trombose venosa profunda.

Uma boa analgesia iniciada antes do procedimento de drenagem fechada de tórax permite melhor controle da dor pós-operatória e, consequentemente, deambulação precoce e execução das manobras de fisioterapia de modo adequado.

Em procedimentos cirúrgicos, adota-se o conceito de analgesia preemptiva, que é aquela administrada antes do início da dor. Ela baseia-se na teoria de inibição das vias nociceptivas com anestésicos locais ou administração de opioides e anti-inflamatórios, para que, dessa forma, haja diminuição da ampliação dos receptores de dor e aumento das influências inibitórias da dor, antes do início da dor (Bassanezi e Oliveira Filho, 2006).

No Brasil, os analgésicos mais utilizados são (Tabela 6): anti-inflamatórios não esteroides (AINE) inibidores da cicloxigenase (COX 1 e 2); dipirona e acetaminofeno; opiáceos; e anestésicos locais.

ANTI-INFLAMATÓRIOS NÃO ESTEROIDES (AINE) INIBIDORES DA CICLOXIGENASE (COX 1 E 2)

Os anti-inflamatórios não esteroides (AINE) são inibidores da cicloxigenase (COX 1 e 2) que convertem ácido araquidônico em prostaglandinas,

TABELA 6 Analgésicos mais utilizados em pacientes com dreno torácico.

Analgésico	Crianças	Adultos
Anti-inflamatórios não esteroides (AINE)	Não recomendados	Tenoxicam, 20/40 mg, EV
Dipirona	15 mg/kg/dose (0,03 mL/kg/dose) Ampolas de 500 mg/mL	500 a 1.000 mg/dose (1 ou 2 mL, EV) Ampolas de 500 mg/mL
Tramadol	1 a 1,5 mg/kg/dose, a cada 8 h, IM ou EV lento	50 a 100 mg, EV, a cada 6 ou 8 h
Morfina	RN*: 0,05 a 0,1 mg/kg/dose, a cada 4 a 8 h, EV Lactentes e crianças: 0,1 a 0,2 mg/kg/dose, a cada 2 a 4 h, EV, IM ou SC	2,5 a 5 mg/dose, EV lento (4 a 5 minutos), a cada 4 h
Nalbufina	1 a 14 anos: 0,1 a 0,15 mg/kg/dose, a cada 6 h	10 mg/dose, SC, IM ou EV, a cada 3 a 6 h
Lidocaína	3 a 5 mg/kg por infiltração	Máximo de 300 mg por infiltração

EV: via endovenosa; SC: via subcutânea; IM: via intramuscular; RN: recém-nascidos.

* Os recém-nascidos que recebem morfina devem estar com monitoração contínua, com oximetria de pulso e em local equipado com carrinho de emergência, para o caso de evoluírem com apneia e ser necessária a obtenção de uma via aérea.

Fonte: Petroianu et al., 2008.

prostaciclinas e tromboxano, os quais estão envolvidos na sensibilização dolorosa central e periférica e nos processos inflamatórios. Possuem ação inibitória da transmissão nociceptiva.

A preferência é pelo uso endovenoso (EV), visto que os anti-inflamatórios aplicados via intramuscular (IM) também produzem dor (Petroianu et al., 2008).

DIPIRONA E ACETAMINOFENO

A dipirona e o acetaminofeno têm mecanismo de ação pela inibição da COX 2, o que explica seus efeitos analgésico e antipirético.

Na Inglaterra e nos Estados Unidos, a dipirona foi restrita em razão do risco de anemia aplásica e de agranulocitose. No entanto, estudos feitos na América Latina mostraram baixo risco para essas situações e riscos semelhantes aos do acetaminofeno, o que justifica o seu uso no Brasil (Mühlbauer, 2016).

OPIÁCEOS

Os opiáceos atuam ocupando receptores específicos acoplados à proteína G como mu, kappa e delta; estimulam o fechamento dos canais de cálcio (Ca^{2+}) nas terminações pré-sinápticas; reduzem a liberação de neurotransmissores; e estimulam a *p* dos receptores nas membranas pós-sinápticas, menos os canais de potássio (K^+), o que provoca hiperpolarização do neurônio e bloqueio parcial do estímulo doloroso (Martins et al., 2012). Agem também impedindo a receptação da serotonina e da norepinefrina.

Os efeitos colaterais incluem: sedação, náusea, vômito, prurido, retenção urinária, constipação e, em altas doses, depressão respiratória.

ANESTÉSICOS LOCAIS

Os anestésicos locais agem inibindo os canais de sódio (Na^+), o que impede o início e a transmissão do estímulo doloroso. Na drenagem fechada de tórax, a anestesia local pode ser feita por aplicação intercostal e por infiltração do local da incisão.

A analgesia multimodal é constituída pela utilização de 2 ou mais drogas em doses baixas, o que amplia seu efeito analgésico e diminui os riscos de efeitos colaterais.

A anestesia local deve ser usada antes do início do procedimento cirúrgico, enquanto o paciente estiver com o dreno torácico, o que permite boa analgesia e facilita a deambulação do paciente, bem como a execução dos procedimentos de fisioterapia e de retirada do dreno torácico.

A analgesia deve ser feita de forma regular e atendendo às necessidades de cada paciente. Logo nos 2 primeiros dias de pós-operatório, recomenda-se a analgesia trimodal com analgésicos, anti-inflamatórios e opiáceos. Após esse período, alguns pacientes ficam sem dor com o uso apenas de analgésicos e AINE.

Para adultos, adota-se como padrão, antes de iniciar o procedimento, a infusão de:

- dipirona, 1 g, EV lento;
- tenoxicam, 40 mg, EV;
- morfina, 2,5 a 3 mg, EV, ou tramadol, 100 mg diluído em 100 mL de soro fisiológico, em 50 minutos.

Para crianças, as doses dos analgésicos são calculadas conforme mostra a Tabela 6, e, sempre que possível, o procedimento é realizado no centro cirúrgico, sob analgesia e sedação realizadas com o apoio do serviço de anestesiologia. Após o procedimento, essas drogas são mantidas em doses de manutenção ou conforme a necessidade do paciente.

Na analgesia, devem sempre ser levados em conta: os riscos de dispepsia, a nefrotoxicidade decorrente do uso de AINE, os casos de alergia aos medicamentos utilizados e a individualização da analgesia conforme a necessidade e a possibilidade de cada paciente.

Dentre os analgésicos citados, os opiáceos apresentam efeitos colaterais bastante conhecidos, como depressão respiratória e apneia, tontura, vertigem, sonolência, confusão mental, etc. Desses, o efeito mais deletério é a depressão respiratória, de modo que se torna indispensável conhecer a dosagem do antídoto para a intoxicação por opiáceo (morfina, nalbufina e tramadol), que é a naloxona (Petroianu et al., 2008) (Tabela 7).

TABELA 7 Antídoto dos opiáceos.

Antídoto	Crianças	Adultos
Naloxona (ampola de 1 mL com 0,4 mg)	0,01 mg/kg, EV diluído ou SC. Repetir a cada 3 min, se necessário. Equivalente a 0,25 mL/kg	0,4 a 2 mg/dose, EV lento ou IM, SC. Repetir a cada 3 a 5 min, se necessário

Fonte: Petroianu et al., 2008.

14 • INFORMAÇÕES AO PACIENTE*

A drenagem fechada de tórax é um procedimento médico que salva vidas. É utilizado para retirar líquidos, sangue ou ar do espaço ao redor dos pulmões.

Quando há acúmulo de líquidos, pus, sangue ou ar no espaço ao redor dos pulmões, o paciente não consegue respirar de maneira adequada e fica cansado facilmente; esse cansaço pode se tornar muito intenso e, às vezes, insuportável.

Essas situações ocorrem quando o paciente tem um traumatismo no peito (tórax) provocado por faca, espeto ou outros tipos de arma branca, por arma de fogo ou por contusões graves, como acidentes de carro e queda de árvores. Há casos em que o paciente tem pneumonia ou câncer que causa acúmulo de líquidos na cavidade pleural, conhecido popularmente como "água na pleura".

---

* Tradução e adaptação do informativo Patient Education Series© — Chest Tube Thoracostomy, com permissão da American Thoracic Society (ATS).

Para drenar, ou seja, retirar o acúmulo de secreções, líquido ou ar do espaço ao redor dos pulmões, é necessário utilizar o dreno de tórax.

A técnica de drenagem torácica consiste na colocação de um tubo de plástico entre as costelas, com o uso de anestesia local.

PARA QUE É NECESSÁRIA A DRENAGEM DE TÓRAX?

1. Pneumotórax: o pulmão fica murcho em função do acúmulo de ar ao redor dele; isso decorre de um furo no peito ou um furo em um dos pulmões (em alguns casos, em ambos).
2. Infecção: pacientes com pneumonia podem produzir e acumular líquido infectado ao redor dos pulmões.
3. Câncer: alguns tipos de câncer se espalham para a pleura e causam acúmulo de grande quantidade de líquido sanguinolento. Em geral, esse líquido é drenado por meio de agulhas e punções, mas às vezes é necessário retirá-lo por meio de dreno de tórax e aplicar alguns medicamentos na pleura para que o líquido não se acumule novamente.
4. Cirurgia no tórax: ao final de cirurgias no tórax, os cirurgiões fazem uma drenagem do tórax, a fim de monitorar o procedimento.

RISCOS DA DRENAGEM DE TÓRAX

Os riscos desse procedimento são raros; infecções e sangramentos ocorrem em menos de 5% dos pacientes.

1. Dor e desconforto: ocorrem frequentemente durante a realização da drenagem e são tratados com anestesia local e medicamentos para dor.
2. Sangramento: pode ocorrer em menor quantidade ao redor do dreno torácico. O tratamento é conservador, apenas com curativos, embora haja situações que exijam a confecção de um ponto na pele.
3. Infecção: bactérias podem infectar a região ao redor do dreno, mas isso é prevenido com curativos diários e adequados, além de uma técnica bem apurada.

PREPARO PARA A CIRURGIA

O acúmulo de ar e líquidos ao redor dos pulmões é identificado na radiografia de tórax, mas, algumas vezes, o médico pode o identificar por meio do exame clínico apenas ou de outros exames, como a tomografia computadorizada e a ultrassonografia de tórax.

Quando essa anormalidade é identificada, o procedimento de drenagem torácica é indicado.

Durante a preparação para a cirurgia, as crianças geralmente recebem sedativos para acalmá-las; já os adultos permanecem acordados.

Medicamentos para dor são sempre administrados, assim como antibióticos para prevenir infecção.

A pele deve ser limpa com um sabão específico. O anestésico local é injetado na pele no local da cirurgia e nos tecidos profundos próximos da costela por onde o dreno será inserido.

O médico usa um pequeno bisturi para fazer a incisão, que tem cerca de 2 a 3 cm, insere o dreno no local adequado e usa alguns pontos de sutura para manter o dreno na sua posição e evitar que ele saia antes da hora.

Após todo o procedimento, um curativo estéril é usado para cobrir o local da drenagem.

O QUE ACONTECE QUANDO O PACIENTE ESTÁ COM O DRENO?

O paciente precisa ficar no hospital enquanto está com o dreno de tórax, o que pode levar alguns dias.

O paciente é avaliado pela equipe do hospital regularmente e, em geral, pode respirar mais confortavelmente quando estiver com o dreno, em comparação com a situação de ter alguma substância no espaço ao redor dos pulmões.

As equipes médica e de enfermagem orientam sobre quanto o paciente pode se movimentar.

O paciente deve manter o frasco do dreno sempre abaixo do nível do pulmão; quando estiver na maca, o dreno deve ser deixado com cuidado no chão, sobre o suporte, para que o líquido de dentro dele não seja derramado. O líquido de dentro do frasco do dreno *nunca* pode ser derramado.

Deve-se evitar dobrar o tubo que liga o dreno ao frasco, além de evitar se sentar ou deitar sobre esse tubo.

Deve-se evitar molhar o curativo do dreno e da ferida no tórax (peito).

Nunca se deve fechar o lacre do tubo do dreno, o que pode prejudicar a respiração.

O QUE FAZER NA HORA DA RETIRADA DO DRENO?

O médico responsável determina o momento ideal de retirar o dreno de tórax. A retirada pode ser realizada na própria maca de internação ou em salas de procedimento.

No processo de retirada, medicações para dor são administradas de acordo com a rotina do hospital e, às vezes, é necessária uma anestesia local ao redor do dreno.

O paciente é instruído pelo médico a respirar fundo (encher o peito de ar) e prender a respiração; logo em seguida, irá soltar o ar com força. Quando menos esperar, o dreno já terá sido retirado.

Pontos de sutura são colocados no local da cirurgia (orifício onde estava o dreno), onde é feito um curativo bem seguro. Esse curativo deve permanecer no local pelas próximas 24 horas e não deve ser molhado ou retirado. Ele será trocado após 24 horas.

15 • INFORMAÇÕES PARA CASA*

INFORMAÇÕES GERAIS
1. Se houver quaisquer dúvidas, o paciente pode perguntar à equipe médica e/ou de enfermagem.
2. Geralmente, uma pequena cicatriz será formada no local.
3. Não carregar peso ou realizar exercícios físicos extenuantes ou severos até que o médico o libere.
4. O paciente pode voltar ao trabalho ou à escola quando se sentir melhor. Alguns pacientes retornam às suas atividades após algumas semanas da alta hospitalar.

CUIDADOS COM A FERIDA
1. A ferida deve ficar coberta com curativos estéreis até a retirada dos pontos ou até o retorno ambulatorial com o médico. Os curativos devem ser feitos 1 vez/dia por profissional técnico em enfermagem.
2. Banhos de chuveiro são permitidos, mas é aconselhável evitar molhar a ferida.

* Fonte: Surgical Associates.

3. Os pontos devem ser retirados em um posto de saúde, ambulatório ou consultório do cirurgião, após 10 dias da alta hospitalar.
4. O paciente deve ficar atento à ferida. Se escorrer alguma secreção sanguinolenta ou purulenta com cheiro ruim, ele deve retornar ao hospital de origem.
5. Tomar as medicações prescritas pelo médico para a ferida.
6. Não dirigir ou operar máquinas, se estiver usando medicações que causem sono.

RETORNO AO HOSPITAL DE ORIGEM

1. Se tiver febre com temperatura acima de 37,5°C.
2. Se apresentar dor muito forte que não melhora.
3. Se houver dificuldade para respirar, respiração curta, "cansaço", inchaço ou dor no peito.
4. Se vomitar.
5. Se aparecer, na ferida, inchaço, sangramento ou drenagem de secreção com mau cheiro.
6. Se ocorrer desmaio ou qualquer outro sinal de piora.

REFERÊNCIAS

ABREU, Emanuelle Maria Sávio et al. The impact of a chest tube management protocol on the outcome of trauma patients with tube thoracostomy. *Revista do Colégio Brasileiro de Cirurgiões*, [s.l.], v. 42, n. 4, p. 231-7, ago. 2015.

AMERICAN COLLEGE OF SURGEONS (ACS) (United States). ATLS *Advanced Trauma Life Support:* student course manual. 10.ed. Chigago: The Committee On Trauma, 2018.

AMERICAN THORACIC SOCIETY (ATS) (United States). Chest tube thoracostomy: Patient information series. *American Journal of Respiratory Critical Care Medicine*, New York, v. 170, p. 3-4, 2018. Disponível em: <https://www.thoracic.org/patients/patient-resources/resources/chest-tube-thoracostomy.pdf>. Acesso em: 10 ago. 2018.

AMTHAUER, Camila; CUNHA, Maria Luzia Chollopetz da. Manchester Triage System: main flowcharts, discriminators and outcomes of a pediatric emergency care. *Revista Latino-americana de Enfermagem*, [s.l.], v. 24, p. 1-8, 2016.

AGÊNCIA NACIONAL DE VIGILÂNCIA SANITÁRIA (ANVISA) (Brasil). *Medidas de prevenção de infecção relacionada a assistência à saúde*. Brasília: MS, 2017. (Segurança do Paciente e Qualidade em Serviços de Saúde). Disponível em: <https://www20.anvisa.

gov.br/segurancadopaciente/index.php/publicacoes/item/caderno-5>. Acesso em: 22 mar. 2017.

ANZILIERO, Franciele et al. Sistema Manchester: tempo empregado na classificação de risco e prioridade para atendimento em uma emergência. *Revista Gaúcha de Enfermagem*, [s.l.], v. 37, n. 4, p. 1-6, 2016. FapUNIFESP (SciELO). <http://dx.doi.org/10.1590/1983-1447.2016.04.64753>.

BASSANEZI, Betina Sílvia Beozzo; OLIVEIRA FILHO, Antonio Gonçalves de. Analgesia pós-operatória. *Revista do Colégio Brasileiro de Cirurgiões*, Rio de Janeiro, v. 33, n. 2, p. 116-22, abr. 2006. Disponível em: <http://www.scielo.br/scielo.php?script=sci_arttext&pid=S0100-69912006000200012&lng=en&nrm=iso>. Acesso em: 10 ago. 2018.

BATALDEN, Paul B.; DAVIDOFF, Frank. What is "quality improvement" and how can it transform healthcare? *Quality and Safety in Health Care*, London, UK, v. 16, n. 1, p. 2-3, fev. 2007. Disponível em: <https://www.ncbi.nlm.nih.gov/pmc/articles/PMC2464920/>. Acesso em: 10 ago. 2018.

BEAUCHAMP, Tom L.; CHILDRESS, James F. *Principles of biomedical ethics*. 3.ed. New York: Oxford University Press, 1979. 119p.

BOSMAN, Arthur et al. Systematic review and meta-analysis of antibiotic prophylaxis to prevent infections from chest drains in blunt and penetrating thoracic injuries. *Britain Journal of Surgery*, London, v. 99, n. 4, p. 506-13, 2012. Disponível em: <https://www.ncbi.nlm.nih.gov/pubmed/22139619>. Acesso em: 12 out. 2018.

BRASIL. MINISTÉRIO DA SAÚDE. *Óbitos por causas externas 2016*. 2016. Publicado por DATASUS. Disponível em: <http://tabnet.datasus.gov.br/cgi/tabcgi.exe?sim/cnv/ext10am.def>. Acesso em: 20 ago. 2018.

BRATZLER, Dale W. et al. Clinical practice guidelines for antimicrobial prophylaxis in surgery. *American Journal of Health-system Pharmacy*, [s.l.], v. 70, n. 3, p. 195-283, 17 jan. 2013.

CHAVEZ, Pablo. *Thopaz Plus HD Image for Brazil Publication*. [mensagem pessoal]. Mensagem recebida por: <brunaojose@bol.com.br>. Em: 10 dez. 2018.

CHO, Hyun Min et al. The usefulness of Wi-Fi based digital chest drainage system in the post-operative care of pneumothorax. *Journal of Thoracic Disease*, [s.l.], v. 8, n. 3, p. 396-402, mar. 2016. AME Publishing Company.

CIPRIANO, Frederico Garcia; DESSOTE, Lycio Umeda. Drenagem pleural. *Medicina (Ribeirão Preto)*, Ribeirão Preto SP, v. 44, n. 1, p. 70-78, 2011. Disponível em: <http://revista.fmrp.usp.br/2011/vol44n1/Simp8_Drenagem%20Pleural.pdf>. Acesso em: 14 out. 2018.

CONSELHO FEDERAL DE MEDICINA (CFM) (Brasil). *Código de ética médica:* Resolução CFM n. 1.931, de 17 de setembro de 2009 (versão de bolso). Brasília: Conselho Federal de Medicina; 2010. Disponível em: <www.portalmedico.org.br/novocodigo/download/CODIGO.zip.>. Acesso em: 22 mar. 2017.

CONSELHO REGIONAL DE ENFERMAGEM (Coren). Constituição (2013). *Parecer n. 102.607,* de 2013. Competência para a retirada de drenos de diferentes tipos, troca do selo d'água e ordenha por profissionais de Enfermagem. São Paulo, SP, 21 ago. 2013. n. 053, p. 1-7. Disponível em: <https://portal.coren-sp.gov.br/wp-content/uploads/2016/09/parecer_coren_sp_%20053_2013-2.pdf>. Acesso em: 15 out. 2018.

COSTA JUNIOR, Altair da Silva et al. An initial experience with a digital drainage system during the postoperative period of pediatric thoracic surgery. *Jornal Brasileiro de Pneumologia,* [s.l.], v. 42, n. 6, p. 444-6, dez. 2016.

DOERR, Clinton H. et al. Chylothorax. *Seminars in Respiratory and Critical Care Medicine,* [s.l.], v. 22, n. 6, p. 617-26, 2001.

DRAKE, Richard L. et al. *Gray's anatomia clínica para estudantes.* 3.ed. Rio de Janeiro: Elsevier, 2015. 1161p.

DUBOSE, Joseph et al. Development of posttraumatic empyema in patients with retained hemothorax: results of a prospective, observational AAST study. *Journal of Trauma Acute Care Surgery,* v. 73, n. 3, p. 752-7, 2012.

EMERGENCY PHYSICIANS MONTHLY (Estados Unidos). *Pigtail insertion.* 2018. Elaborado por J. Michael Guthrie, Ben Azan and George Lim. Disponível em: <http://epmonthly.com/article/pigtail-insertion/>. Acesso em: 7 dez. 2018.

FELICIANO, David V. et al. *Trauma.* 6.ed. New York: McGraw-Hill, 2008. 631p.

FERRAZ, Edmundo Machado. *Programa de atualização em uso de antibióticos em cirurgia.* Rio de Janeiro: Digraphic, 2002. p. 3-17.

FILOSSO, Pier Luigi et al. When size matters: changing opinion in the management of pleural space — the rise of small-bore pleural catheters. *Journal of Thoracic Disease,* [s.l.], v. 8, n. 7, p. 503-10, jul. 2016.

GARDNER, Ernest et al. *Anatomia — estudo regional do corpo humano.* Rio de Janeiro: Guanabara Koogan, 1988. p. 22-27.

GUSMÃO, Luiz Carlos Buarque et al. Transoperative refusion: a simple and safe method in emergency surgery. *Revista do Colégio Brasileiro de Cirurgiões,* [s.l.], v. 41, n. 4, p. 292-6, ago. 2014.

GUYTON, Arthur C.; HALL, John Edward. Guyton & Hall: *Tratado de fisiologia médica.* 13.ed. Rio de Janeiro: Elsevier, 2017. p. 497-508.

HEYDARI, Mohammad Bagher et al. Use of prophylactic antibiotics following tube thoracostomy for blunt chest trauma in the prevention of empyema and pneumonia. *Journal of Injury and Violence Research*, [s.l.], v. 6, n. 2, p. 91-2, 1 jul. 2014.

HUSSEIN, Rabieh M. M. et al. Study of pigtail catheter and chest tube in management of secondary spontaneous pneumothorax. *Egyptian Journal of Chest Diseases and Tuberculosis*, [s.l.], v. 66, n. 1, p. 107-14, jan. 2017.

HOOPER, Clare et al. Investigation of a unilateral pleural effusion in adults: British Thoracic Society pleural disease guideline 2010. *Thorax*, [s.l.], v. 65, n. 2, p. 4-17, 1 ago. 2010.

KEMP, Martin. Simon Stevin and Pieter Saenredam: a study of mathematics and vision in Dutch science and art. *The Art Bulletin*, v. 68, n. 2, p. 237-52, jun. 1986.

KUSAHARA, Denise Miyuki; CHANES, Daniella Cristina. Boas práticas – dreno de tórax. *Portal do Coren-SP*, São Paulo, p. 1-15, 2011. Artigo de atualização. Disponível em: <https://portal.coren-sp.gov.br/sites/default/files/dreno-de-torax.pdf>. Acesso em: 30 abr. 2018.

LIGHT, Richard W. Parapneumonic effusions and empyema. *Proceedings of The American Thoracic Society*, [s.l.], v. 3, n. 1, p. 75-80, 1 mar. 2006.

MAHMOOD, Kamran; WAHIDI, Momen M. Straightening out chest tubes. *Clinics in Chest Medicine*, [s.l.], v. 34, n. 1, p. 63-71, mar. 2013.

MARGARIDO, Nelson Fontana. *Aspectos técnicos em cirurgia*. Rio de Janeiro: Atheneu, 1999. 245p. (Clínica Brasileira de Cirurgia). Coleção do Colégio Brasileiro de Cirurgiões.

MARTINS, Rodrigo Tomazini et al. Receptores opioides até o contexto atual. *Revista Dor*, [s.l.], v. 13, n. 1, p. 75-9, mar. 2012.

MATTOX, Kenneth L.; ALLEN, Mary K. Systematic approach to pneumothorax, haemothorax, pneumomediastinum and subcutaneous emphysema. *Injury*, v. 17, n. 5, p. 309-12, set. 1986.

MAXWELL, Robert A. et al. Use of presumptive antibiotics following tube thoracostomy for traumatic hemopneumothorax in prevention of empyema and pneumonia – a multicenter trial. *The Journal of Trauma injury, Infection, and Critical Care*, Chattanooga TN, v. 57, p. 742-9, 2004.

MENEGOZZO, Carlos Augusto Metidieri et al. Como reduzir complicações relacionadas à drenagem pleural utilizando uma técnica guiada por ultrassom. *Revista do Colégio Brasileiro de Cirurgiões*, [s.l.], v. 45, n. 4, p. 1-2, 17 set. 2018.

MILLER, Joe I. et al. Balanced drainage of the contaminated pneumonectomy space. *The Annals of Thoracic Surgery*, v. 19, n. 5, p. 585-8, 1975.

MÜHLBAUER, Mônica. Paracetamol, um AINE particular. *Revista Científica Multidisciplinar das Faculdades São José*, Rio de Janeiro, v. 7, n. 1, p. 2-10, 2016. Disponível em: <http://

www.cnad.edu.br/revista-ciencia-atual/index.php/cafsj/article/view/133/120>. Acesso em: 14 out. 2018.

NA, Moon Jun. Diagnostic tools of pleural effusion. *Tuberculosis and Respiratory Diseases*, [s.l.], v. 76, n. 5, p. 199-210, 2014.

NIINAMI, Hiroshi et al. Experimental assessment of the drainage capacity of small silastic chest drains. *Asian Cardiovascular and Thoracic Annals*, [s.l.], v. 14, n. 3, p.223-226, jun. 2006. SAGE Publications. <http://dx.doi.org/10.1177/021849230601400311>.

NOVOA, Nuria M. et al. When to remove a chest tube. *Thoracic Surgery Clinics*, [s.l.], v. 27, n. 1, p. 41-6, fev. 2017.

OLIVEIRA, Julia Barreto et al. A influência da drenagem torácica intercostal fechada com selo d'água na respiração e voz, em sujeitos hospitalizados com doenças pleuropulmonares. *Revista Fisioterapia Brasil*, v. 6, n. 2, mar./abr. 2005.

PADOVANI, Caue et al. Physiotherapy in severe polytrauma patients: a therapeutic care model. *Acta Fisiatria*, São Paulo, p. 33-9, 2017. Disponível em: <http://pesquisa.bvsalud.org/portal/resource/pt/biblio-906654>. Acesso em: 12 nov. 2018.

PAYDAR, Shahram et al. Tube thoracostomy (chest tube) removal in traumatic patients: what do we know? What can we do?. *Bulleting of Emergency and Trauma*, v. 3, n. 2, p. 37-40, fev. 2015.

PECORA, David V. Management of the post pneumonectomy pleural space. *Surgical Clinics of North America*, v. 53, n. 3, p. 623-6, 1973.

PETROIANU, Andy et al. *Blackbook cirurgia*: medicamentos e rotinas médicas. Belo Horizonte: Blackbook, 2008. 736p.

RATHINAM, Sridhar et al. Thopaz portable suction systems in thoracic surgery: an end user assessment and feedback in a tertiary unit. *Journal of Cardiothoracic Surgery*, [s.l.], v. 6, n. 1, p. 1-5, 21 abr. 2011.

RIBAS, Danieli Isabel Romanovitch et al. Efeitos da técnica expansiva e incentivador respiratório na força da musculatura respiratória em idosos institucionalizados. *Fisioterapia em Movimento*, Curitiba, v. 26, n. 1, p. 133-40, jan./mar. 2013.

SARMENTO, George Jerre Vieira. *Fisioterapia respiratória no paciente crítico*: rotinas clínicas. Barueri: Manole, 2005.

SILVA, Valéria. *Respiron*. [mensagem pessoal] Mensagem recebida por: <brunaojose@bol.com.br>. Em: 17 dez. 2018.

SURGICAL ASSOCIATES (United States). *Chest tube*: pre and post instructions. 2018. Disponível em: <http://www.dialogmedical.com/wp-content/uploads/2010/04/Chest%20Tube-Pre%20and%20Post%20Instructions.pdf>. Acesso em: 15 out. 2018.

SUTERA, Salvatore P.; SKALAK, Richard. The history of Poiseuille's law. *Annual Review of Fluid Mechanics*, [s.l.], v. 25, n. 1, p. 1-20, jan. 1993.

TOWNSEND, Courtney M. *Sabiston textbook of surgery:* the biological basis of modern surgical practice. 19.ed. Philadelphia: Saunders, 2014.

TRINDADE, Lívia Maria Vitório et al. Manobra de recrutamento alveolar na contusão pulmonar: relato de caso e revisão da literatura. *Revista Brasileira de Terapia Intensiva*, [s.l.], v. 21, n. 1, p. 104-8, mar. 2009.

WEST, John B. The original presentation of Boyle's law. *Journal of Applied Physiology*, [s.l.], v. 87, n. 4, p. 1543-5, out. 1999.

WORLD HEALTH ORGANIZATION (WHO) (Genebra). *Guidelines for trauma quality improvement programmes*. Genebra: WHO Press, 2009. 114p. Disponível em: <http://apps.who.int/iris/bitstream/handle/10665/44061/9789241597746_eng.pdf;jsessionid=12F6F73CD6498F6E268F8763A5C1DEEE?sequence=1>. Acesso em: 7 jun. 2018.

ZISIS, Charalambos et al. Chest drainage systems in use. *Annals of Translational Medicine*, v. 3, n. 3, p. 43, 2015.

BIBLIOGRAFIA ADICIONAL

ANEGG, Udo et al. AIRFIX®: the first digital postoperative chest tube airflowmetry – a novel method to quantify air leakage after lung resection. *European Journal of Cardio-thoracic Surgery*, [s.l.], v. 29, n. 6, p. 867-872, jun. 2006.

CARVER, David A. et al. Management of haemothoraces in blunt thoracic trauma: study protocol for a randomised controlled trial. *BMJ Open*, [s.l.], v. 8, n. 3, p. 1-5, mar. 2018.

ESPOSITO, Italo et al. Repercussões da fadiga psíquica no trabalho e na empresa. *Revista Brasileira de Saúde Ocupacional*, São Paulo, v. 8, n. 32, p. 37-45, out./dez. 1979.

FRASER, Robert B. Lung perforation complicating tube thoracostomy: pathologic description of three cases. *Hum. Pathol.*, California, v. 5, n. 19, p. 518-23, maio 1988. Disponível em: <https://www.ncbi.nlm.nih.gov/pubmed/3371976>. Acesso em: 30 nov. 2018.

KUHAJDA, Ivan et al. Tube thoracostomy; chest tube implantation and follow up. *Journal of Thoracic Disease*, v. 6 (Suppl 4), p. 470-9, out. 2014.

LOCICERO III, Joseph et al. *Shield's general thoracic surgery*. 8.ed. Philadelphia: Wolters Kluwer, 2018. 2v.